GUIDE DU POITRINAIRE

ET DE

CELUI QUI NE VEUT PAS LE DEVENIR

par le

Docteur LUBANSKI,

Médecin à Nice,

Ancien rédacteur en chef des Annales d'obstétrique,
des maladies des femmes, et des enfants,
Lauréat de l'Académie Impériale de Médecine de Paris,
Membre de l'Académie des Sciences de Dijon et de Nancy,
de la Société Médicale d'émulation de Paris et de Lyon,
de la Société Médico-Chirurgicale de Montpellier,
de la Société Impériale de Médecine de Lyon,
de la Société d'hydrologie de Paris,
de la Société internationale de Climatologie de Nice,
de la Société de Médecine pratique de Nancy, Anvers, etc., etc.,
Chevalier de la Croix d'or du mérite militaire.

PARIS,

GERMER-BAILLIÈRE,

RUE DE L'ÉCOLE DE MÉDECINE, 17.

1861.

GUIDE

DU POÏTRINAIRE

ET DE CELUI

QUI NE VEUT PAS LE DEVENIR.

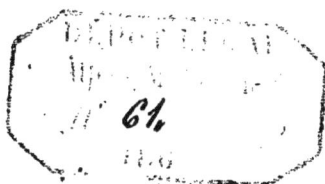

GUIDE DU POITRINAIRE

ET DE
CELUI QUI NE VEUT PAS LE DEVENIR

par le

Docteur LUBANSKI,

Médecin à Nice,

Ancien rédacteur en chef des Annales d'obstétrique
des maladies des femmes, et des enfants,
Lauréat de l'Académie Impériale de Médecine de Paris,
Membre de l'Académie des Sciences de Dijon et de Nancy,
de la Société Médicale d'émulation de Paris et de Lyon,
de la Société Médico-Chirurgicale de Montpellier,
de la Société Impériale de Médecine de Lyon,
de la Société d'hydrologie de Paris,
de la Société internationale de Climatologie de Nice,
de la Société de Médecine pratique de Nancy, Anvers, etc., etc.,
Chevalier de la Croix d'or du mérite militaire.

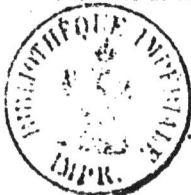

PARIS,
GERMER-BAILLIÈRE,
RUE DE L'ÉCOLE DE MÉDECINE, 17.

—

1861.

NICE. — TYP. CAISSON ET COMP.

GUIDE DU POITRINAIRE

ET DE

CELUI QUI NE VEUT PAS LE DEVENIR.

CHAPITRE I.

L'origine du titre qu'on vient de lire et du livre
qu'on va lire.

—

Je bouquinais un jour dans les rayons d'une librairie allemande, à la recherche d'un ouvrage que j'avais intérêt à me procurer, lorsqu'un petit livre à forme attrayante frappa mes regards. Ce petit livre portait le titre que je viens d'écrire en tête de cette page (*Rathgeber fuer Brustkranke und alle die es nicht werden wollen*), et cette page, je l'ajoute à un travail dont le canevas est ébauché depuis plusieurs années.

Tout travail qu'on se décide à livrer au public devant avoir un point de départ qui l'a fait naître, et un but que l'auteur s'est proposé d'atteindre, sur ces deux points je crois devoir, avant tout, un mot à mes lecteurs.

La première pensée de cet écrit est due à un cas de phthisie arrivée au dernier degré de gravité et heureusement guérie sous mes yeux, il y a quelques vingt-cinq ou vingt-six ans de cela. Ce fait, confirmé depuis par d'autres que j'ai vus où dont j'ai trouvé la description dans des auteurs dignes de foi, m'a conduit à la conviction que la phthisie pulmonaire est plus souvent curable, qu'on ne le croit. Voilà l'origine de ce travail. Démontrer cette vérité par les preuves et le raisonnement, porter dans les cœurs défaillants de tant de familles le courage et la consolation, voilà mon but. Puissè-je l'atteindre!

Qu'il me soit permis d'abord de raconter, en quelques mots, le premier d'entre tous les faits qui me sont connus, celui que j'ai mentionné tout à l'heure.

C'était à Montpellier, dans le cours des dernières années de mes études. Je demeurais avec un condisciple qui avait déjà été mon compagnon d'armes et d'infortune, avant de devenir mon camarade d'études. Je le connaissais donc depuis assez longtemps, et, depuis que je le connaissais, je voyais sa santé s'affaiblir graduellement, au point de m'inspirer les plus sérieuses inquiétudes.

Il n'y avait pas à s'y méprendre : mon ami était phthisique, et, si moi ou nos camarades nous avions pu en douter ou nous tromper, l'affirmation de nos maîtres qui passaient alors, et à très juste titre, pour les praticiens les plus habiles de l'époque, aurait suffi pour nous donner cette triste certitude. Le pauvre malade portait une caverne creusée par la fonte des tubercules au sommet du poumon droit; sa toux, son expectoration, sa diarrhée fréquente, ses sueurs nocturnes presque permanentes, tout indiquait que le mal était arrivé à ce degré qu'on appelle la troisième période de la phthisie pulmonaire.

Aussi ne sortait-il guère plus; mais, s'il abandonnait les cours et les amphithéâtres, son ardeur pour l'étude ne se ralentissait point. Malheureusement ses lectures préférées étaient, on le conçoit, celles qui avaient la phthisie pour objet.

Nous devions à la bienveillance toute particulière dont nous honorait notre vénéré et regretté maître, l'illustre professeur Lallemand, la faculté de puiser sans discrétion dans sa riche bibliothèque. C'est ainsi que Richard Morton, Dupré de Lisle, Antoine Portal, Bayle, Baumès, Louis et tant d'autres nous ont passé par les mains. Le malheureux patient les étudiait avec persévérance; quant à moi, j'en tirais aussi forcément quelques avantages, imprégné comme je l'étais de cette littérature phthisique.

Quel en a été au juste le profit pour moi? je n'oserais répondre à cette question, je craindrais qu'il ne m'arrivât de me peindre en blanc, comme ce roi nègre, souverain des Ashantées, dont Henri Heine a si spirituellement conté l'histoire. Pour notre malade, le résultat était tout opposé à celui que nous lui aurions désiré. C'était le découragement le plus complet. Tant il est vrai qu'en parcourant le même chemin on peut atteindre deux buts tout à fait opposés, l'im-

pression que nous font les lectures dépendant
surtout de la disposition que nous y apportons.

La conséquence du profond découragement
dans lequel était tombé mon infortuné camarade, le conduisit à l'abandon absolu de tous
les moyens qu'il employait jusqu'alors pour se
traiter. Du régime auquel il s'était constamment
soumis, nous le vîmes passer à l'inobservance
la plus complète de toute précaution. Aucun
aliment ne l'effrayait, les vins le plus capiteux
le tentaient; les liqueurs l'attiraient. Il cédait à
l'attraction et succombait à la tentation, avec
l'insouciance d'un homme qui n'a rien à ris-
quer. Cherchait-il l'oubli ou la force? N'importe.
Toujours est-il qu'il avait l'apparence d'avoir
trouvé l'un et l'autre, car au moral comme au
physique nous le trouvâmes moins abattu. C'é-
tait, nous disions-nous, le dernier éclat d'une
flamme qui devait bientôt s'éteindre.

Sur ces entrefaites, un de nos condisciples,
voisin de notre chambre, contracta la gale dans
son service d'hôpital. Force lui fut de se sé-
questrer chez lui et de suivre pendant une
vingtaine de jours le traitement par le soufre et

*

le goudron, en frictions et à l'intérieur. La gale
n'était pas alors traitée d'une manière aussi simple et aussi expéditive qu'elle l'est aujourd'hui.

Le poitrinaire compatissant allait tenir fi-
dèle compagnie à l'infortuné reclus. L'air de
la demeure de celui-ci loin de lui déplaire,
semblait lui procurer du bien-être. Mais ce bien-
être, hélas! eût bientôt son revers. Il prit la
gale à son tour, et devint pour son compte un
consommateur zélé de soufre et de goudron.

Bientôt, les deux galeux guérirent succes-
sivement, il ne resta qu'un poitrinaire, mais
dans l'état de ce poitrinaire un mieux remarquable s'était opéré.

Quelle était la cause de ce mieux? On conçoit que les futurs médecins devaient s'en préoccuper. Nous entrions dans la belle saison,
disaient les uns. C'était le résultat du goudron, selon les érudits qui citaient l'évêque
Berkeley et les *pilulæ piceæ* de Cullen. Non,
c'était le soufre, et les témoignages des faits
relatés par le père et le fils Bordeu furent in-
voqués. C'était la gale disaient enfin quelques-
uns d'entre nous, et cette assertion devenait le

point de départ d'une dissertation sur les sympathies qui existent entre la peau et les poumons et sur les effets salutaires de la révulsion. Les plus hardis soutenaient le principe de l'antagonisme entre la phthisie et la gale, et selon eux pour cesser d'être phthisique il fallait devenir galeux. C'était le premier germe de la doctrine de l'antagonisme, soutenue depuis avec talent par le docteur Boudet, à l'égard de la phthisie et de la fièvre intermittente, et étendue aujourd'hui par ses successeurs à la colique de plomb.

Quoiqu'il en fut de ces explications, le temps de bâtir des systèmes et de formuler des aphorismes n'était pas venu pour nous ; il s'agissait de subir nos épreuves et d'obtenir nos grades, pour aborder ou plus tôt la difficile pratique de notre profession. Aussi le fait dont je parle, de même que son interprétation, cédèrent-ils la place à des préoccupations plus pressantes.

Cependant le malade guérit. Je l'ai revu plusieurs années plus tard en parfait état, et je sais qu'aujourd'hui encore il vit en bonne santé dans un des départements de l'ouest de la France.

Que de fois n'ai-je pas repensé depuis à ce rétablissement! Ce doux souvenir de mes jeunes années est revenu bien souvent à mon esprit, depuis, surtout, que j'ai eu, ici à Nice, si fréquemment à me rencontrer avec la phthisie pulmonaire. Le soufre et le goudron eurent donc leur part dans mes préoccupations, aussi bien que dans ma pratique. Mais si je leur dois quelques succès, je ne puis ni ne prétends les proclamer comme redèmes spécifiques.

Néanmoins le fait dont je viens de parler conservait toute son importance. Effet du soufre ou du goudron, du hasard si vous voulez, ce n'était pas moins un phthisique gravement atteint qui était revenu à la santé. La curabilité de la phthisie ne pouvait pas être mise en doute, il ne restait qu'à savoir si cette curabilité est une aussi rare exception qu'on le croit, et dans quelles limites, aussi bien que par quels moyens, l'art peut intervenir pour augmenter le nombre de ces exceptions.

Pour arriver à être fixé sur une si importante question, il fallait rechercher, dans les innombrables volumes qui traitent de cette maladie, tous les cas heureux; les compter, les comparer, les analyser et démêler la part de divers traitements qui ont été préconisés par les auteurs.

Y avait-il un traitement unique de la phthisie, et s'il en était ainsi quel était ce traitement? Fallait-il préférer l'iode à l'arsenic, ou celui-ci au chlore, s'en tenir à l'huile de foie de morue ou agir de préférence par le soufre, conseiller les eaux Bonnes ou diriger les malades vers les eaux salines, ploclamer Nice comme un séjour anti-phthisique par excellence ou bien immoler cette station au profit de l'île de Madère ou du Caire? etc., etc. Ce labeur je l'avais entrepris et j'étais arrivé à des résultats suffisants pour croire que je pouvais me permettre de soutenir la thèse de la curabilité de la phthisie, de démontrer que tous les moyens qu'on lui oppose ont leurs indications, et que l'intervention de l'art, ici plus que partout ailleurs, consiste dans le choix opportun de tel ou tel autre médicament, choix de telle ou telle autre mesure hygiénique, conformément au degré de la maladie, à la nature du malade et à mille diverses particularités individuelles dont l'appréciation est de la plus haute importance.

J'étais sur le point de mettre la dernière main à mon œuvre et de publier de résultat de mon travail sous forme de Mémoire à l'adresse de mes confrères, lorsque je me vis devancé par mon excellent maître et ami le professeur Piorry, de la faculté de Paris, par sa lecture devant l'Académie de Médecine du Mémoire sur la curabilité et le traitement de la phthisie pulmonaire. Depuis, une autre publication, celle du docteur Sales-Girons de Pierrefonds, où la même question est traitée avec beaucoup de talent, est venue aussi arrêter la mienne. Je ne pouvais pas avoir la présomption de faire mieux que les deux habiles praticiens et écrivains distingués que je viens de nommer. Et quoique sur certains points mon œuvre m'ait paru plus achevée, tout en l'étant moins sur beaucoup d'autres, et que ma publication put aspirer au mérite de compléter celles qui l'ont précédée, je me suis arrêté néanmoins. Je me suis arrêté surtout en voyant combien peu d'effet les travaux dont je viens de parler ont produit sur l'esprit médical, et combien peu aussi ils ont eu de retentissement dans le public.

Ce n'était donc pas le corps médical qui était l'aréopage devant lequel il convenait de plaider la cause de la curabilité de la phthisie. Pourquoi, en effet, ne pas s'adresser directement à ceux que cette cruelle maladie menace, à ceux qui en sont atteints, et à ceux qui craignent pour les jours des êtres qui leurs sont chers.

La pensée de transformer mon livre en une publication extra-médicale m'est venue alors, et elle m'est venue d'autant plus facilement que je reconnais à ce genre d'écrits, une utilité incontestable. C'est alors que le petit livre du docteur Weller, dont j'ai parlé au commencement de ce chapitre, m'est tombé entre les mains. Sont titre m'a séduit, parce qu'il m'a paru devoir tenter les lecteurs. Or, j'avoue sans détour, que quand j'écris c'est toujours avec l'ambition d'être lu. Tout ce qui peut contribuer à ce résultat m'attire, aussi ce titre m'a-t-il attiré, je m'en suis emparé, et de plus j'ai ajouté à mon travail le chapitre qui va suivre. Ce chapitre,

consacré aux notions d'anatomie et de physiologie des organes de la respiration, est indispensable au lecteur qui désire comprendre aisé-
ment ce qui sera dit sur la pathologie, la thérapeutique et l'hygiène de ces organes.

Le Guide des Poitrinaires est écrit, on le
verra, dans l'intérêt des malades et non point
dans celui de l'auteur. Celui-ci n'a employé
aucun des artifices qui dans ce genre de publication ne font pas toujours défaut. Il ne s'est
réservé ni la spécialité de la maladie, ni celle
d'aucun médicament qu'on lui oppose. Et s'il
a fait une large part à la direction médicale,
c'est que dans une maladie aussi sérieuse cette
direction est indispensable. Mais cette direction
peut être trouvée partout où on trouve un médecin instruit, et grâce à Dieu, les médecins
instruits ne font pas exception.

Si ce livre n'est pas écrit pour moi, il ne
l'est pas davantage au profit du pays que j'habite. Car en faisant sa part dans les conseils que
je donne relativement au climat, je dis tout aussi
nettement dans quels cas le séjour de Nice me
paraît contraire aux malades. C'est donc dans les

intérêts de ceux-là seuls que cette publication est éntreprise, qu'ils veuillent bien m'en tenir compte en m'accordant leur attention.

CHAPITRE II.

Quelques mots sur la structure, les fonctions et les maladies de l'appareil respiratoire.

—

L'appareil respiratoire commence à la bouche et au nez et finit aux poumons. C'est par la bouche ou le nez que l'air atmosphérique pénétre dans notre intérieur, c'est aux poumons qu'il s'arrête, après avoir parcouru le larynx, la trachée et les bronches.

Tous ces organes à partir du larynx sont contenus dans cette partie de notre corps qu'on appelle la poitrine, et qu'on désigne aussi sous les noms di *thorax* ou de *cavité thoracique.*

Cette cavité est close de toutes parts, excepté en haut où elle communique avec l'arrière-bouche par l'ouverture du larynx. Elle est limitée en arrière par une partie de la colonne vertébrale, en avant par cet os qui occupe le milieu de la poitrine et qu'on appelle *sternum,* latéralement par douze côtes, dont les sept supérieures sont nommées les *vraies côtes*, elles communiquent avec le sternum par des cartilages; tandis que les cinq côtes inférieures ou les *fausses côtes* sont libres par leurs extrémités antérieures. Toutes ces côtes, unies entr'elles par des fibres musculaires, susceptibles de se raccourcir ou de s'allonger, forment à la poitrine une paroi mobile, dont les mouvements jouent un grand rôle dans l'acte de la respiration. Dans sa partie inférieure le *thorax* est clos par une membrane musculaire nommée *diaphragme*, qui la sépare de la cavité abdominale. Cette membrane extrêmement mobile aussi, diminue ou augmente la capacité de la poitrine selon qu'elle se contracte ou s'épanouit.

L'intégrité des mouvements de toutes ces parties qui constituent les parois de la cavité thoracique influe puissamment sur la respiration. Celle-ci pourra être pleine et énergique, faible ou entrecoupée, selon la manière dont se feront les contractions des fibres musculaires qui relient les côtes entr'elles et celles qui forment le diaphragme. Aussi les altérations de cette fonction ne dépendent-elles pas toujours d'un état maladif de l'appareil respiratoire lui-même; dans quelques cas, elles sont la conséquence d'un trouble dans les mouvements des parois thoraciques.

Outre l'appareil respiratoire proprement dit que nous avons déjà mentionné, la poitrine renferme encore un conduit musculaire qui établit la communication entre la bouche et l'estomac et sert de passage aux aliments, c'est l'*œsophage*; elle renferme aussi le cœur, contenu dans une enveloppe qui lui est propre et qui s'appelle *péricarde*; des gros vaisseaux sanguins, artères et veines, qui partent du cœur ou qui y aboutissent; et des nerfs qui président aux fonctions de tous ces organes.

Quant à l'appareil respiratoire lui-même il est composé du larynx, de la trachée, des bronches et du poumon.

Le *larynx* est un conduit composé de plusieurs cartilages, mus par des muscles spéciaux; il est situé immédiatement derrière la base de la langue. L'ouverture supérieure de ce conduit, celle qui communique avec l'arrière-bouche et qu'on appelle *glotte*, est munie d'une soupape

cartilagineuse nommée l'*épiglotte*. Cette soupape
s'ouvre par les mouvements qu'on exécute pour
laisser entrer l'air dans la poitrine ou l'en faire
sortir, elle se referme, au contraire, dans l'acte
de la déglutition, c'est-à-dire quand on avale un
corps solide ou liquide, qui, de la bouche à travers l'œsophage, doit pénétrer dans l'estomac. Les
deux conduits étant situés sur la même ligne, on
conçoit que la fermeture de la glotte doit être
très exacte, pour qu'au moment d'avaler, aucune
parcelle d'aliments ou de boisson ne puisse y
pénétrer. Lorsque cela arrive accidentellement,
lorsqu'on a avalé de travers, aussitôt une toux
convulsive survient, et l'appareil respiratoire cherche à expulser la parcelle qui y a pénétré. On
conçoit aussi, en tenant compte des mouvements
que l'épiglotte doit exécuter dans l'acte de la déglutition, combien cet acte pourra devenir pénible et douloureux dans toutes les maladies de
cette portion du larynx. Aussi souffre-t-on en
avalant, quand la glotte ou l'épiglotte sont en-
flammées ou irritées; et la douleur qu'on accuse
alors est un des signes qui servent à reconnaître
le siège de l'irritation.

2

Sous l'épiglotte, c'est-à-dire à l'entrée du larynx, on voit des fibres membraneuses, des espèces de cordes, appelées *cordes vocales*, parce que de leur vibration dépend le timbre de la voix humaine. Lorsque cette vibration est altérée par une maladie quelconque des cordes vocales, le timbre de la voix change. On comprend donc que, dans toutes les affections de ce genre, le repos des parties malades étant toujours une des premières conditions de leur rétablissement, le silence sera une des principales conditions du traitement.

Quand donc, chez un malade, l'action d'avaler est douloureuse et que sa voix est changée, c'est le signe que l'épiglotte et la glotte sont malades. Ce signe avait jusqu'à ce jour une importance capitale, parcequ'il n'était pas possible de constater à la vue l'altération de cette partie du larynx. Il n'en est plus ainsi aujourd'hui. L'art vient de s'enrichir d'un nouveau moyen d'exploration, à l'aide duquel on peut voir dans l'intérieur du larynx. Cette exploration se fait avec un appareil inventé par M. Czermak, professeur de physiologie à l'Université de Pesth, appareil qui porte le nom de *laryngoscope*.

Lorsque l'emploi de cet instrument sera vulgarisé, le diagnostic des affections laryngées gagnera beaucoup en précision, et leur traitement s'en ressentira nécessairement. Il est déjà arrivé à M. le professeur Czermak, que j'ai vu manier son appareil d'exploration avec une habileté surprenante; il lui est arrivé, dis-je, de constater sur la membrane muqueuse de ces parties, des éruptions, des tumeurs ou des ulcérations, auxquelles il a été possible de porter un remède direct, par des cautérisations, des inhalations gazeuses ou des aspirations des liquides pulvérisés; nouvelles et très importantes conquêtes de la thérapeutique.

Au-dessous de la glotte le larynx forme, ainsi que nous l'avons dit, un conduit cartilagineux, dont les diverses parties peuvent s'allonger ou se raccourcir, et, par là-même, rétrécir ou élargir le passage. Modifications qui influent sur l'élévation ou la gravité des tons vocaux. On voit par là que cet organe, comme instrument de la voix humaine, est à la fois

un instrument à vent et à cordes. Mais sous
ce premier rapport, comme instrument à vent,
il a besoin du concours de toutes les autres
parties de l'appareil respiratoire, aussi la to-
nalité dépend-t-elle de l'organisation et du mode
de fonctionnement de tout cet appareil, tandis
que le timbre est surtout l'expression de l'état
de cette partie qu'on appelle la glotte.

Chez les animaux dont la voix se fait re-
marquer par une grande flexibilité, les organes
vocaux sont constitués d'une manière spéciale.
Les oiseaux, par exemple, ont deux larynx, et
la conformation de la glotte présente des différences très-marquées dans les diverses espèces qui
diffèrent aussi par le timbre de leur voix.

Le conduit qui continue immédiatement le
larynx à sa partie inférieure porte le nom de
trachée ou de *trachée-artère*. C'est un tube
composé de seize à vingt anneaux cartilagineux,
réunis entre eux par une membrane fibreuse et
musculaire.

La trachée descend dans la poitrine perpendicu-
lairement jusque vers le milieu de l'os sternum;
arrivée là, elle se bifurque en deux conduits, l'un

se dirigeant l'un à droite, l'autre à gauche, vers le poumon de chaque côté. Ces conduits qu'on appelle *bronches*, se subdivisent à leur tour en rameaux et ramuscules de plus en plus déliés, pour finir, dans le tissu du poumon, par des divisions d'une ténuité extrême. Aussi distingue-t-on les bronches en grosses, petites, et en bronches capillaires. Une membrane fine, qu'on appelle membrane muqueuse, tapisse tout ce système des conduits, depuis la bouche et les fosses nasales, en passant par le larynx, la trachée, les bronches, jusqu'aux vésicules pulmonaires, dont nous aurons à parler tout à l'heure.

Dans l'état normal cette membrane est constamment humectée par de la mucosité qui lubrifie sa surface; mais lorsque une irritation quelconque s'y produit, la sécrétion de cette mucosité s'arrête, les conduits aériens se dessèchent et le passage de l'air provoque de la sensibilité. Quand le premier degré de l'irritation a passé, la mucosité est sécrétée avec plus d'abondance; le rhume a été cuit, comme on le dit, et les matières qui s'accumulent dans les bronches sont rejetées au dehors sous forme de crachats.

Quand l'irritation est légère et passagère elle porte le nom de rhume, lorsqu'elle est plus forte ou lorsqu'elle se prolonge, on la désigne sous le nom de catarrhe. Relativement au siège précis de la maladie, on l'appelle aussi laryngite, trachéite ou bronchite, selon qu'elle occupe le larynx, la trachée ou les bronches. Quand elle pénètre dans les dernières divisions bronchiques on lui donne le nom de bronchite capillaire à l'état aigu, et de catarrhe pulmonaire à l'état chronique, forme sous laquelle elle a souvent été confondue avec la phthisie pulmonaire.

Le symptôme commun à tous ces états morbides c'est la toux, qui est un mouvement convulsif des muscles de l'appareil respiratoire, produit par la propagation de l'irritation vers les nerfs de la moelle épinière éveillant des spasmes dans les fibres musculaires. L'accumulation d'une certaine quantité des matières qui doivent être expectorées, suffit pour faire naître ce spasme et lorsque ces matières sont rejetées la toux se calme. D'autres fois la toux ne tient à aucune cause locale, elle est le résultat d'une irritation éloignée, comme cela se voit chez les enfants qui ont des vers intestinaux, ou bien dans certaines affections nerveuses des organes du bas ventre.

On conçoit d'après cela que les médicaments calmants ou narcotiques qui ont la propriété d'émousser la sensibilité nerveuse et de paralyser les spasmes, ne doivent pas être employés contre toutes les toux indistinctement. Il y en a, en effet, qu'au lieu de calmer, il convient plutôt de favoriser, pour ainsi dire, afin de débarrasser les conduits de l'air des matières qui les obstruent, autrement l'accumulation de ces matières provoque des quintes dont la violence peut donner lieu à des hémorragies.

Le même intérêt existe lorsqu'on a à éviter la résorption des matières qui encombrent les bronches, et qui, portées dans le sang, ne manqueraient pas de produire des troubles profonds dans tout l'organisme, comme cela a lieu dans la phthisie.

Si on observe ce qui se passe communément, après quelques heures de sommeil, quand l'action de système nerveux, suspendue momentanément, n'a pas donné l'éveil aux muscles du besoin d'ex-

pectoration, si on tient compte des accès de toux
souvent répétés qui surviennent alors et qui du-
rent jusqu'à ce que la matière accumulée se trouve
rejetée, on sera persuadé que les narcotiques qui,
dans ces cas, ne font pas d'autre office, que de
suspendre l'action nerveuse, ne guérissent pas la
toux; mais qu'ils procurent une trève momen-
tanée, après laquelle le combat est encore plus
opiniâtre et accompagné parfois de danger.

On doit tenir grand compte dans la pratique
de toutes ces indications, et ne pas oublier que
celle de calmer la toux n'est pas toujours en
présence. Que dire alors de l'usage immodéré
de toutes ces pâtes et de ces différents sirops qui
passent pour spécifiques contre la toux, et qui
n'ont souvent pour résultat que l'inconvénient de
faire souffrir en gros ce qu'on aurait mieux supporté en détail.

Aussi est-il préférable, parfois, de recourir aux
médicaments auxquels on donne le nom d'ex-
pectorants. Presque tous ces médicaments tels
que le kermès, l'ipécacuanha, l'émétique, provoquent des secousses qui vont parfois jusqu'au
vomissement, et qui aident ainsi à l'expulsion

des produits morbides des bronches. Il est des cas dans lesquels ces secousses doivent être provoquées sans retard, parce que l'oblitération des conduits est telle qu'il y a menace de suffocation, comme dans les angines couenneuses et le croup. Dans d'autres cas l'action plus lente, mais plus soutenue, est préférable. Dans ces cas (et à ceux-ci appartient la phthisie), de petites doses de noix vomique, mais des doses presque homéopathiques, m'ont souvent parfaitement réussi. Je n'ai nulle part trouvé l'indication de ce médicament dans ces circonstances, je puis assurer cependant qu'il est préférable à tous ceux auxquels on a recours habituellement.

La pratique tire un grand parti de l'observation du timbre et du rythme de la toux. Ces qualités peuvent aider à distinguer la portion de l'appareil respiratoire qui est affectée. Elles permettent de juger s'il s'agit d'une simple irritation sans sécrétion morbide, ou si celle-ci est déjà en présence; si la toux tient ou non à l'irritation de quelques parties éloignées; si elle dépend ou non d'une excitation nerveuse; si elle n'a rien de caractéristique comme celle du croup, de la coqueluche, etc,

La matière expectorée est aussi fort important à connaître; sa nature aide à reconnaître et le degré et la nature de la maladie. Nous verrons. par la suite que les crachats des phthisiques ont des caractères spéciaux, qu'il ne faut point négliger dans le diagnostic. Nous pouvons affirmer aussi que la connaissance de la nature de l'expectoration sert parfois à des indications du moment, qui, si elles ne sont pas curatives, contribuent néanmoins à alléger de beaucoup les souffrances des malades. Ainsi, lorsqu'on voit par exemple que la matière expectorée est collante et visqueuse, lorsqu'on entend par le genre de la toux que les matières se détachent difficilement, quelques fumigations faites avec de l'eau simple, ou bien avec des infusions émollientes, rendent des services immédiats bien plus grands que ceux qu'on ne pourrait attendre des calmants de tout genre et de tisanes de toute espèce; car si l'action de celles-ci est quelquefois salutaire, elle l'est surtout par cette fumigation partielle qu'on se fait, sans s'en douter, en buvant un liquide à une certaine température. Il m'est arrivé bien souvent d'obtenir plus, d'une cuvette d'eau chaude, placée près du malade, que de toutes les potions et pilules que je lui administrais. D'autres fois, au contraire, quand une expectoration liquide coulait pour ainsi dire à flots et ne gênait que par son abondance, le nitre, l'acétate d'ammoniaque, la bourrache et la salsepareille, médicaments portant leur action sur les urines et la peau, m'ont rendu plus de service que la belladone, l'opium ou le laurier-cerise.

Ce n'est pas cependant que ces médicaments calmants et narcotiques n'aient aussi leurs indications. Dans des affections nerveuses des voies respiratoires ils peuvent passer pour moyens curatifs; dans d'autres ils peuvent aider à l'action des autres moyens. Aussi n'en proscrivons-nous pas l'usage, il s'en faut, mais nous élévons-nous contre l'abus, et cela avec d'autant plus d'insistance que cet abus est, pour ainsi dire, général, et que les calmants sont devenus, bien à tort, une sorte de panacée de maladies de poitrine.

Nous venons de prononcer le nom d'affections nerveuses des voies respiratoires; celles-ci peuvent exister en effet, soit comme maladie principale, soit comme complication d'une phlegmasie chronique de l'appareil de la respiration. Ces affections constituent la coqueluche et les diverses espèces d'asthmes, dont les atteintes, provenant de causes diverses, sont souvent on ne peut plus difficiles à vaincre.

La pathogénie de ces affections leur marche et leur traitement se ressentent de l'incertitude qui règne dans tout ce qui touche aux maladies du système nerveux. Ce n'est pas le lieu de s'en occuper, déjà les détails dans lesquels nous sommes entrés, peuvent paraître un hors-d'œuvre dans ce chapitre. C'est un mélange de pathologie et de thérapeutique, c'est peut-être hors de sa place; nous acceptons ces objections, mais nous maintenons que ces détails ne seront pas sans profit pour le lecteur qui voudra bien lire les chapitres suivants et qui désirera les comprendre. Nous faisons bon marché de la forme, mais nous désirons non seulement que notre guide mène celui qui le suit au but, mais encore qu'en vrai Cicerone il le renseigne, chemin faisant, sur tout ce qu'il rencontre. Aussi avons-nous écrit tout ce

qui s'est trouvé sous notre plume. Et maintenant
que nous avons fait cette petite halte, pour reprendre haleine, abordons la description de la
dernière et la plus importante partie des organes
de la respiration, le poumon.

Les poumons sont divisés en deux moitiés,
l'une située à droite, l'autre à gauche de la
trachée artère. La forme de chacune de ces
deux parties, ou de chacun de ces deux poumons; car à part leur réunion, par la bifurca-
tion de la trachée. ils ne communiquent pas autrement entr'eux; leur forme, dis-je, est celle
d'une boule arrondie et un peu oblongue, pré-
sentant un sommet obtus en haut du côté des
clavicules, et une base concave en bas, en face
du diaphragme vers la cavité abdominale.

Chaque poumon est enveloppé d'une membrane,
qui tapisse également toute la face intérieure de
la cavité thoracique. Cette membrane qu'on appelle *plèvre* est constamment humectée par un
liquide séreux dont la destination est de rendre
facile le glissement de ces organes, dans les mouvements qu'ils font pendant l'acte de la respiration. C'est à cela que nous devons de pouvoir

respirer profondément sans ressentir aucune gêne.
Mais lorsqu'une portion quelconque de la plèvre
est irritée, lorsqu'il y a pleurésie, une large
respiration devient impossible, parce qu'au moment où le poumon, en se dilatant, vient à toucher
la plèvre costale, on ressent de la douleur, on
a le point de côté. Quand cette maladie de l'état
aigu a passé à l'état chronique, le liquide sé-
crété par la plèvre augmente en quantité; il se
forme un épanchement dans la poitrine. Or,
l'intérieur de la plèvre n'ayant aucune communication au dehors, cet épanchement ne peut
pas atteindre certaines limites sans comprimer
le poumon, sans produire de symptômes de
suffocation, et exposer les jours du malade à
un grand danger. Dans les cas extrêmes, lorsqu'un traitement approprié n'a pas produit d'effets suffisants, l'art est obligé d'intervenir et de
donner issue au liquide épanché par la ponc-
tion.

Dans d'autres circonstances, à la suite d'une
pleurésie aiguë, il se forme entre le poumon
et la partie costale de la plèvre des adhérences
qui, lorsqu'elles sont nombreuses et étendues,

peuvent rendre la respiration excessivement gê-
née et empêcher les mouvements d'une portion
du poumon.

Quant à la structure intime de celui-ci, elle
consiste en agglomération de petites vésicules,
réunies entr'elles par du tissu cellulaire. Le
nombre en est, à ce qu'on prétend, d'environ
dix-huit cent millions pour les deux poumons.
On conçoit par conséquent combien petit doit en
être le volume. L'intérieur de ces vésicules est
tapissé par un réseau inextricable de vaisseaux
capillaires, les veines et les artères; et ce sont
ces vaisseaux qui jouent le rôle principal dans
la respiration, en absorbant l'oxygène de l'air et
en exhalant l'acide carbonique et la vapeur d'eau.

Dans l'acte de la respiration, au moment où
l'air pénètre dans les poumons, les vésicules pulmonaires se dilatent; elles se contractent au
contraire lorsque l'air doit en sortir. Cette dilatation et cette contraction produisent un frémis-
sement que la main appliquée sur la poitrine
peut percevoir, et un bruit qu'on entend soit en
approchant l'oreille des parois du thorax, soit
en écoutant à l'aide de cet instrument qu'on ap-

pelle *sthétoscope*. Ce mode d'exploration, connu
sous le nom d'*auscultation*, est dû au génie de
Laënnec, qui, par ses travaux, a jeté un jour
tout nouveau sur les affections de poitrine.

Le bruit respiratoire, dont il vient d'être question, peut diminuer ou augmenter d'intensité, il
peut disparaître complètement dans certaines portions du poumon, ou bien prendre des caractères
particuliers quant au timbre et à la durée; tout
cela selon les diverses modifications que les maladies provoquent dans ces organes. Il a fallu de
nombreuses recherches pour établir avec précision, à quel genre de lésion correspond chacun
de ces changements, et de plus il faut une ouïe assez
fine et assez exercée pour saisir toutes les nuances, quelquefois très-délicates, qui peuvent y
exister et qui sont un des plus précieux éléments
du diagnostic, aussi bien que le guide le plus
sûr du traitement des maladies des voies respiratoires. Nous verrons, en parlant de la phthisie
en particulier, quel est le parti que la pratique retire de l'auscultation, aidée par cet autre
mode d'exploration, à l'aide duquel on constate le
degré de perméabilité de poumon à l'air, par la
percussion des parois du thorax.

L'acte de la respiration consiste en deux sé-
ries de mouvements contraires. Les uns qui
concourent à la dilatation de la poitrine et fa-
cilitent l'entrée de l'air dans le poumon, c'est
l'inspiration. Les autres qui retrécissent la capacité thoracique et à l'aide desquels l'air inspiré est expulsé au-dehors, c'est l'expiration.
Une inspiration et une expiration forment une
respiration.

La fréquence de la respiration n'est pas
la même chez tous les individus, de même
qu'elle varie chez la même personne selon un
grand nombre de circonstances. L'âge, les maladies de la poitrine et toutes celles qui modifient la circulation sanguine, les diverses conditions mêmes physiologiques qui accélèrent les
battements du cœur, telles que la course, la
danse, les émotions morales, etc., influent sur
le nombre de respirations. A l'état normal, les
enfants à la mamelle respirent d'ordinaire de
30 à 40 fois à la minute, les enfants plus
âgés de 20 à 25 fois, les jeunes gens de 15 à
20 fois et les adultes de 10 à 15 fois. La proportion entre le nombre de respirations et celui

34

de battements du cœur ou de pulsations des artères est habituellement comme 1 à 4, de façon que, lorsque le pouls est à 60 à la minute, on compte 15 respirations.

Dans toutes les maladies qui, d'une façon quelconque, empêchent que les respirations soient profondes et complètes, celles-ci deviennent plus fréquentes, parceque la quantité d'air que l'organisme doit s'approprier ne pouvant pas varier, la nature cherche à regagner par le nombre ce qui lui manque à chacune des inspirations. Quelquefois cette fréquence devient telle que les muscles pectoraux ne peuvent pas y suffire et qu'il en résulte des accès de suffocation qui menacent la vie.

Tout ce mécanisme de la respiration s'opère sous l'empire de la partie du système nerveux qui préside aux mouvements musculaires des diverses parties composant les parois du thorax et l'appareil respiratoire lui-même. Des nerfs spéciaux, qui proviennent de la partie supérieure de la moëlle épinière et se dirigent vers l'estomac, envoient des branches au larynx, à la trachée, aux bronches et aux poumons. D'autres, ayant la

même origine, se rendent aux muscles inter-
costaux et au diaphragme. Or comme la moëlle
épinière est en relation directe avec le centre
nerveux cérébral, rien d'étonnant que la respiration se trouve influencée par toutes les causes
qui agissent directement sur le cerveau. Étouffer
de colère, rester muet de surprise ou de ter-
reur, sont des expressions qui énoncent des
faits contre lesquels la physiologie n'a rien à
objecter.

Ce que nous venons de dire, explique aussi
certains faits, dans lesquels la cause des maladies des voies respiratoires réside essentiellement
dans cette partie du système nerveux qui règle
les actions des muscles. Les forces qui président aux inspirations n'étant pas les mêmes
que celles qui produisent les expirations, il peut
se faire en effet que les unes étant intactes, les
autres diminuent en énergie. Les proportions
entre ces deux actes de respiration pourront
se trouver ainsi altérées, et l'air inspiré ne
pourra pas être suffisamment expiré. Ce cas
existe souvent et donne consécutivement lieu à
une distension des vésicules pulmonaires, qui

finissent par perdre leur élasticité Le poumon alors est atteint de ce qu'on nomme *emphy-sème*, état contre lequel, outre les moyens qui agissent directement sur les causes premières du mal, l'art oppose la médication par la compression de l'air, dans des appareils spéciaux nommés bains d'air comprimé. Mais on conçoit que l'action de ce moyen, dans les cas de cette nature, ne s'adressant qu'aux effets produits sur les poumons, ne sera réellement efficace que lorsqu'on aura détruit, par un traitement approprié, l'influence de la cause qui a produit ou qui entretient encore ces effets. N'est-ce pas là le motif de l'insuccès de ce genre de tentatives, qui certes seraient plus souvent fructueuses si on avait soin de les faire précéder ou coïncider avec l'usage des moyens capables d'exciter l'action nerveuse dans les muscles affaiblis.

On a cherché à savoir quelle est la quantité d'air qui pénètre dans le poumon et qui en est rejetée à chaque respiration. Dans l'expiration ordinaire elle est, dit-on, de 1,006 centimètres cubes, tandis que dans l'expiration forcée, précédée d'une inspiration du même degré, elle

serait de 3,113 centimètres. On conçoit combien de différences il doit exister à cet égard,
selon la taille des individus et le développement plus ou moins considérable de la poitrine.
Une moyenne, tant soit peu exacte, est donc
fort difficile à établir. Quoiqu'il en soit, il est
très intéressant et fort utile de constater la capacité pulmonaire de tout individu en traitement pour une affection de poitrine. Les progrès
qui peuvent être observés sous ce rapport pouvant servir d'indication à la médication. Aussi
c'est cette pensée qui avait guidé le docteur
Bonnet, de Lyon, lorsqu'il proposa l'usage d'un
appareil nommé *pneumatomètre*, à l'aide duquel
on apprécie la quantité d'air qui peut entrer dans
les poumons à chaque inspiration. Depuis que
nous nous servons de ce moyen d'évaluation de
la capacité thoracique, nous avons eu souvent
à en constater les avantages. Le stéthoscope, tout
précieux moyen de diagnostic qu'il soit, ne doit
pas dispenser de cet auxiliaire, surtout quand
il s'agit d'une prédisposition seulement, et lorsque
le traitement qu'on applique a pour but de développer les organes de la respiration originai-

rement délicats et non de combattre les désordres qui n'existent pas encore.

La fonction qui nous occupe, la respiration, a, dans l'ensemble des actes vitaux, une importance majeure. Cette importance se fait sentir à chaque instant chez les malades dont la poitrine est affectée, elle se revèle par le retentissement remarquable que leur affection produit dans l'économie entière. Aussi pour comprendre les liens qui existent entre les divers symptômes morbides dont nous aurons à parler par la suite, de même que, pour apprécier la portée et la raison des conseils que nous aurons à donner, faut-il, avant tout, bien être renseigné sur tout ce qui concerne la physiologie de l'acte respiratoire. Nous prions donc le lecteur de ne pas considérer comme superflus, quelques minutieux qu'ils puissent paraître, les détails qui précèdent et ceux que nous sommes obligés d'ajouter encore à ce chapitre.

Nous avons vu les vésicules pulmonaires, organes d'une délicatesse infinie, tapissées à l'intérieur d'un réseau des vaisseaux capillaires. Eh bien, c'est dans l'intérieur de ces infiniment petites cellules, c'est à l'aide de ces vaisseaux plus petits encore que s'accomplit une des plus importantes fonctions de l'économie. Importante par ses relations avec toutes les autres fonctions, aussi bien que par sa durée que rien ne suspend, puisqu'elle commence avec le premier et finit avec le dernier souffle de la vie.

A chaque inspiration, l'air atmosphérique, après avoir traversé les divers conduits que nous avons fait connaître, arrive dans les vésicules pulmonaires ; là, un de ses éléments constitutifs, l'oxygène, pénètre à travers la fine membrane des vaisseaux dans leur intérieur et se fixe sur les globules du sang. En même temps ces globules se dépouillent de gaz acide carbonique et de la vapeur d'eau qu'ils contenaient. Ce gaz et cette vapeur traversent à leur tour la paroi des vaisseaux sanguins, s'exhalent dans l'intérieur des vésicules, se mêlent à l'air qu'ils y rencontrent, et avec celui-ci sont expulsés au dehors lors de l'expiration.

Or, de ce simple échange de gaz par la respiration dépendent la santé et la vie. Que cet échange soit troublé, c'est la maladie ; qu'il soit suspendu, c'est la mort. Et cet acte se passe dans des organes que l'œil armé des instruments grossissants peut à peine apercevoir, et le nombre de ces organes atteint le chiffre prodigieux d'environ dix-huit-cent millions.

Il résulte de cet échange que l'air qui sort du poumon diffère de celui qui y entre. Ce dernier est composé d'oxygène et d'azote, dans les proportions d'à-peu-près 23 du premier sur 77 du second, et de plus d'une quantité imperceptible d'acide carbonique et d'une dose variable de vapeur d'eau. L'air expiré au contraire contient beaucoup moins d'oxygène, environ 15 volumes au lieu de 23, beaucoup plus d'acide carbonique, c'est-à-dire jusqu'à cinq pour cent au lieu d'une fraction d'unité, et une plus grande quantité de vapeur d'eau. Nous nous approprions, par conséquent, à chaque respiration environ huit pour cent d'oxygène sur la quantité d'air inspiré, que nous remplaçons par l'acide carbonique et la vapeur d'eau. Si donc les conditions de notre existence étaient telles que l'air ne pût se renouveler, il arriverait un moment où ce remplacement d'oxygène par de l'acide carbonique en altèrerait tellement la composition qu'il deviendrait impropre à l'entretien de la vie. Et, d'après les chiffres que nous avons énoncés en passant, il serait facile de calculer, la quantité d'air contenue dans un lieu donné étant connue, pendant combien de temps cet air pourrait suffire à la respiration, et au bout de combien de temps celle-ci deviendrait impossible. C'est ainsi qu'on évalue l'étendue d'un espace clos qu'il faut à un homme pour y respirer à l'aise.

« En effet, si l'on compte, dans l'état de repos, 15 inspirations par minute et un demi litre d'air par mouvement d'expiration, l'air exhalé contenant cinq centièmes d'acide carbonique et quinze centièmes d'oxygène, on trouve qu'en vingt-quatre heures un homme produit 540 litres d'acide carbonique et consomme 10,800 litres d'air. »

« Un homme ne pourrait donc pas respirer sans difficulté, pendant vingt-quatre heures, dans un espace confiné, n'ayant que huit pieds de haut sur neuf de long et huit de large. Au bout de ce temps, l'air confiné aurait la composition de l'air exhalé; un plus long séjour dans un sem-

blablé lieu occasionnerait une maladie et fina-
lement la mort (LIEBIG). »

On conçoit alors ce qui se passe à l'égard
de la respiration dans ces nombreuses réunions
où l'air est vicié par la présence d'une grande
quantité de personnes, et combien doit être contraire aux malades dont les poumons sont en
souffrance, tout ce qui les expose à des influences de ce genre.

On le concevra encore mieux, lorsqu'on con-
naîtra le rôle physiologique de cet échange de
gaz. Donc quelques mots encore à cet égard.

L'oxygène de l'air absorbé par le sang dans
le poumon est assitôt porté par les vaisseaux
capillaires dans des vaisseaux de plus en plus
considérables et par ceux-là au cœur. Celui-ci
l'envoie à son tour à travers un nombre infini de
canaux dans la trame de tous nos tissus. Là,
c'est-à-dire partout, dans toutes les parcelles de
notre corps, ce gaz qui, comme on le sait, est
l'agent de combustion, exerce son action sur
tous les atomes susceptibles d'être brûlés, et devant l'être, pour être éliminés au dehors comme
impropres désormais à l'entretien de la vie. Il

résulte de cette oxydation des combinaisons nombreuses qui, absorbées par les veines, sont conduites aux divers organes d'élimination; sous telle forme à la peau, pour sortir par la transpiration; sous telle autre vers les reins, pour être expulsées par les urines; au foie, pour former la bile qui, après avoir encore une fois resservi à la digestion, ressort avec les fèces; enfin aux poumons pour s'exhaler en acide carbonique ainsi que nous l'avons déjà fait voir.

Le premier effet de cette absorption d'oxygène est de transformer le sang veineux en sang artériel. Celui-ci, en effet, d'épais et noir qu'il était dans les veines, devient liquide et vermeil, en passant dans les artères, après son contact avec l'air. L'effet consécutif de ce premier changement, effet qui se produit dans la texture de nos organes, lorsque l'oxygène combure les particules usées de nos tissus, c'est la production de la chaleur. C'est à cette combustion que nous devons le calorique que nous possédons et qui est un des principaux attributs de la vie animale.

La production de la chaleur qui se fait dans

notre organisme est énorme, et ne serait pas compatible avec l'existence, si le calorique n'était pas sans cesse dépensé par ce que lui enlève l'air extérieur et les diverses excrétions solides, liquides ou gazeuzes, telles que les évacuations alvines, les urines et, notamment, les exhalations de vapeur d'eau qui se font par les poumons et la peau.

La destruction de la matière animale qui se fait par cette combustion est considérable aussi, elle nous consumerait rapidement, si la matière détruite n'était pas continuellement remplacée par l'alimentation.

On voit déjà comme tout se lie dans les fonctions de la vie. La respiration nous fournit l'oxygène à l'aide duquel les particules impropres à la vie doivent être détruites et une certaine dose de chaleur doit être produite. L'excès de cette chaleur doit être modéré et réglé par les évacuations. Celles-ci doivent en outre éliminer hors de l'organisme les éléments comburés, les principes oxydés par l'action de l'oxygène. Les principes nouveaux fournis pas l'alimentation, élaborés et préparés par la digestion, doivent à

leur tour remplacer ceux qui ont fait leur temps
et qui ont été expulsés. Qu'une de ces conditions
se trouve altérée, toutes peuvent s'en ressentir. Il
est vrai que la nature prévoyante a établi une
certaine solidarité entre tous ces actes de la
vie, de façon qu'un trouble passager dans l'un
d'eux se trouve aussitôt réparé par un surcroît
de fonctionnement dans les autres, mais cette
règle de compensation a des limites et la santé
se dérange dès que ces limites sont franchies.

Quiconque a compris ce que nous venons de
dire sur ces liens physiologiques entre les diverses fonctions, sur ce qu'on appelle les sympathies, ne s'étonne plus que les poumons
puissent devenir malades sans qu'aucune cause
directe ait agi sur ces organes; que, par contre,
dans les affections qui les atteignent, les troubles
profonds peuvent se produire dans les diverses
fonctions; et qu'enfin dans l'hygiène, comme dans
la thérapeutique, on ne doit pas se contenter
de l'emploi des moyens qui agissent sur la respiration seulement, mais qu'on doit combiner une
série de moyens dont l'action s'exerce sur l'organisme entier.

Liebig, dans ses lettres sur la chimie, a reproduit, complété et développé une comparaison faite avant lui, celle de l'organisme animal avec un calorifère. « Beaucoup de maladies chroniques, dit-il, et peut-être la plupart, sont causées par un trouble survenu dans les rapports entre les fonctions des organes de digestion et de sécrétion et les fonctions du poumon. Une comparaison triviale le fera comprendre : dans un poêle dont la cheminée serait obstruée par la suie, ou qui serait trop chargé de combustible, le feu ne pourrait pas brûler, de même que si l'on bouchait la grille pour empêcher l'accès de l'air au foyer.

« Dans une machine d'une construction aussi parfaite que l'organisme, il existe également de semblables rapports de dépendance entre le poumon (la grille du foyer), l'alimentation (le combustible), et le canal intestinal, les reins et la peau (la cheminée).

« Depuis longtemps les médecins intelligents savent par expérience que les reins et le canal intestinal sont les régulateurs de la respiration. Le canal intestinal est un organe de sécrétion ;

il est, si l'on veut, la cheminée de l'organisme; les fèces sont la suie que le canal intestinal sépare du sang; l'urine représente la fumée, c'est-à-dire les parties solubles, alcalines ou acides. On y trouve même une substance, laquelle fournit un produit poisseux entièrement semblable au goudron.

« C'est par l'harmonie dans les organes de sécrétion que le sang conserve la composition nécessaire à la nutrition. Manger beaucoup, c'est surcharger le foyer de combustible; un léger excès des substances passant de l'estomac dans la circulation ne trouble pas les fonctions chez les individus bien portants, parce que l'excédant non consommé par la respiration dans un temps donné est évacué par les intestins ou par les reins. Sous ce rapport, le canal intestinal et les reins s'entr'aident. Lorsque, à la suite d'une semblable surcharge du sang ou d'un manque d'oxygène, l'urine contient un excès de substances organiques non brûlées, lorsqu'elle est foncée et rendue trouble par l'acide urique, cela dénote souvent un défaut d'activité des intestins; dans ce cas un simple purgatif rétablit ordinairement l'équilibre. »

Mais ce n'est pas seulement dans les intestins et les reins que peut se faire cet encombrement de matériaux en excès. Le poumon, nous l'avons vu, est aussi un organe d'élimination, puisqu'il se fait dans les vésicules pulmonaires une exhalation incessante des matières comburées, acide carbonique et vapeur d'eau. « Dans le poumon donc il peut s'accumuler aussi de la fumée et de la suie, et des matières anormales peuvent s'y développer.

« De semblables rapports de dépendance existent entre le poumon et le foie. Ce dernier sert, on peut le dire, de magasin aux substances destinées à la respiration, il est l'atelier où ces substances reçoivent la façon et les caractères propres à la production de la chaleur. Aussi le volume du foie est toujours en raison inverse du volume du poumon; quand la consommation du combustible est active, le magasin n'a pas besoin d'être considérable. » Mais aussi, si la façon que doivent recevoir les matières combustibles est incomplète, la combustion ne se fera pas bien. Une maladie du foie retentit donc dans le poumon, de même qu'une affection de celui-ci fait grossir et rend malade le foie.

On conçoit d'après cela tout ce qu'il y a de complexe dans le traitement des maladies de la poitrine. Constater, par la percussion et l'auscultation, les troubles survenus dans la fonction de la respiration, déduire de ces troubles les changements qui existent dans les organes eux-mêmes, ce n'est qu'une partie de ce qu'on doit connaître et apprécier, pour avoir une idée exacte de l'état du malade et pouvoir diriger avec succès son traitement.

On comprend, par conséquent, pourquoi tant de moyens divers ont pu réussir chez quelques malades et échouer chez d'autres. C'est que l'altération du poumon étant la même, elle ne provenait pas des mêmes causes, ni n'était accompagnée des mêmes désordres dans les autres fonctions. Dans tels cas, les maladies de la poitrine ont cédé aux purgatifs, aux eaux salines, aux remèdes ayant leur action sur les intestins et les reins, parce qu'il y avait alors encombrement de produits mal oxydés qui devaient être éliminés; dans tels autres, le succès demandé à ces moyens a fait défaut, mais il a été obtenu par les alcalins et notamment par les eaux minérales de cette

4

nature, c'est qu'alors le sang avait besoin d'être
modifié, le foie devait être déblayé. Ici c'est
le soufre par son action éliminatrice sur la peau,
là c'est le goudron par son action antiseptique,
ailleurs c'est l'iode ou l'arsenic par leur action
altérante; ce sont les phosphates par l'équilibre
qu'ils apportent dans la composition des humeurs; c'est la diète lactée par son influence
sur les digestions; c'est l'usage du petit lait, cette
eau minérale vivante, par son analogie avec les
eaux salines; c'est le régime tonique ou débi-
litant selon les besoins de l'organisme; ce sont
les narcotiques, les calmants, les anti-spasmo-
diques par leur action sur le système nerveux....
ce sont tant d'autres moyens encore qui réus-
sissent ou échouent, selon qu'ils sont employés
au moment opportun ou qu'ils sont mal appropriés à la situation.

Mais n'anticipons pas sur ce que nous aurons à
dire à propos de la thérapeutique et de l'hygiène
des poitrinaires. L'essentiel, pour le moment, c'é-
tait de préparer les voies, et de rendre plus facile
à comprendre ce qui sera dit par la suite.

CHAPITRE III

La phthisie. — Les tubercules. — La prédisposition. — L'hérédité. — Le traitement préventif.

—

Entendons-nous d'abord sur la nature de la maladie dont le nom va revenir si souvent sur ces pages.

Le mot *phthisie* tire son origine de *phthéo*, je dessèche, je flétris. Aussi ce mot désignait-il autrefois toutes les affections qu'accompagnait un dépérissement général de l'économie. On était phthisique, pulmonique ou poitrinaire bien plus souvent qu'on ne l'est aujourd'hui; aussi rien d'étonnant si les cas des guérisons de phthisie obtenus par les anciens se rencontraient plus fréquemment sous leur plume que sous celle de nos contemporains.

Nos devanciers, il est vrai, ont cherché à à pallier les inconvénients qui résultaient de cette confusion, en distinguant dans la phthisie

un grand nombre d'espèces. Ils nous ont légué
la phthisie dorsale et abdominale, la phthisie
rhumatismale et nerveuse, la phthisie scrofu-
fuleuse, scorbutique, carcinomateuse, syphilitique, hémorrhoïdale, etc. C'était, on le conçoit,
embrouiller singulièrement l'observation d'une
maladie déjà si difficile à étudier. Aussi de toutes
ces espèces de phthisies n'en a-t-on conservé,
sous cette dénomination, qu'une seule, celle
qui dépend de la présence des tubercules dans
le poumon.

Ce ne sera donc que de ce genre de phthisie
que nous allons nous occuper ici, et nos conseils ne s'adresseront qu'à ceux qui sont atteints
ou menacés de *tubercules.*

Nous venons ainsi d'énoncer d'un seul mot
le fait matériel qui caractérise la plus grave
d'entre toutes les maladies du poumon. Ce fait
c'est le tubercule,

Qu'est-ce donc que le tubercule? Nous allons
essayer sinon d'y répondre, du moins d'exposer
l'état de nos connaissances actuelles à cet égard.

Dans le sein du parenchyme pulmonaire,
parmi les innombrables vésicules qui le forment,

il se dépose, à un moment donné, et sous l'influence des conditions dont nous aurons à nous occuper, de petites granulations grises, molles et demi transparentes. Le volume de ces granulations varie depuis celui d'un grain de millet jusqu'à celui d'un œuf de pigeon, selon qu'elles sont isolées ou agglomérées.

Bientôt, la transparence de chacun de ces corpuscules se trouble, un point jaune apparaît dans leur centre; ils deviennent opaques et friables, de consistance caséuse. Le point central s'aggrandit progressivement et le tubercule entier apparaît comme une masse homogène d'un blanc jaunâtre.

Plus tard cette petite masse commence à se ramollir, au centre d'abord, puis de plus en plus vers la circonférence, jusqu'à ce que la totalité devienne liquide, d'une consistance purulente avec quelques grumeaux caséiformes dans son épaisseur.

Arrivée à cet état, la matière tuberculeuse gagne les bronches et est rejetée au dehors sous forme de crachats.

La cavité qu'elle laisse après elle porte le

nom de caverne, dont la grandeur et la forme sont proportionnées au volume et à la forme de la masse tuberculeuse elle-même. Cette cavité présente une paroi ulcérée dans l'épaisseur du tissu pulmonaire.

De la surface de cette ulcération peut s'échapper du sang qui donne lieu à des hémoptysies plus ou moins fréquentes et plus ou moins abondantes; et l'ulcération elle-même, comme toutes les ulcérations, peut, selon les conditions générales de l'économie, tendre à gagner sans cesse en étendue et en profondeur, ou bien marcher vers la cicatrisation.

Dans quelques cas le tubercule au lieu de suivre la marche que nous venons de décrire, c'est-à-dire au lieu de se ramollir et de devenir une masse purulente destinée à être rejetée au dehors, se solidifie au contraire. Le point central d'abord, puis, de proche en proche, les granulations tout entières, acquièrent une consistance crétacée, comme calcaire, et peuvent dans cet état, si leur volume n'est pas considérable, rester dans le poumon sans compromettre l'existence.

Notons ces deux évolutions si différentes, elles viendront par la suite, de même que tout ce qui vient d'être dit sur la marche de la matière tuberculeuse, nous fournir des indications sur le traitement de la phthisie.

Pour le moment bornons ces détails anatomiques à ce qui précède. Nous aurons à les reprendre par la suite quand il s'agira de la marche de la phthisie confirmée. Ajoutons seulement que, dans les deux évolutions du tubercule, celle du ramollissement et celle de sa transformation en matière calcaire, sa composition chimique est la même quant aux éléments, mais différente quant aux proportions de ces éléments. Dans le premier cas, comme dans le second, l'analyse fournit de la matière animale, du muriate de soude (sel de cuisine), du phosphate de chaux, du carbonate de chaux et quelques traces de fer ; dans le second, les mêmes éléments existent, seulement la quantité de la matière animale a considérablement diminué, celle des autres éléments s'étant proportionnellement accrue. Et cette différence est devenue telle, que cette matière animale qui au début s'y trouvait dans la proportion de 98 p. cent, peut être réduite à quatre, les autres principes ayant progressé de 2 à 96.

Lorsqu'on voit qu'avec cette différence dans la composition chimique coïncide une différence si capitale dans la marche et la terminaison de la maladie qui nous occupe, on ne peut s'empêcher de lui accorder la plus grande attention et d'en tenir compte dans la pratique.

Mais quelle que soit la marche du tubercule, qu'est-il en définitive? Est-il cause ou effet de la phthisie? Commence-t-il par une gouttelette de sang extravasé ou par un globule de pus? Est-il le résultat de l'inflammation de l'intérieur des vaisseaux capillaires dont les réseaux tapissent la paroi des vésicules pulmonaires? ou bien provient-il d'un trouble particulier survenu dans cet échange des gaz qui se fait dans ces vésicules; trouble en vertu duquel, selon l'expression de Liebig, de la suie se déposerait dans cette partie de la cheminée du calorifère vital?

Toutes ces opinions ont été émises et soutenues; aucune d'elles cependant n'est à l'abri de

sérieuses objections. Pourquoi le sang extravasé se comporterait-il ici d'une manière si différente de celle qu'on observe ailleurs? L'ex-
travasation sanguine dans le poumon lui-même
a été vue et étudiée, mais elle n'a pas donné
lieu à la formation du tubercule, quand l'économie ne se trouvait pas dans les conditions
spéciales qui favorisaient cette formation. On
peut en dire autant du pus que fourniraient
les vaisseaux capillaires enflammés, le pus ne
se transformant pas habituellement en tubercules. Que de fois n'observe-t-on pas ces inflammations sans qu'elles conduisent à la phthisie pulmonaire! Et comment enfin admettre ce
trouble particulier dans l'échange des gaz, lorsqu'on voit les tubercules se former là où cet
échange n'a pas lieu, dans les glandes, sur les
membranes du cerveau, voire même dans l'é-
paisseur des os!

Ce qui résulte de tout cela, c'est que, quelle
que soit la cause déterminante du dépôt de la
matière tuberculeuse dans le poumon, ce dépôt
ne se fait que lorsque l'économie s'est trouvée
dans des conditions spéciales qui en favori-

saient la création; lorsque, préalablement au
tubercule, il y avait *prédisposition tuberculeuse.*

Ainsi une flétrissure générale, une émaciation
profonde de l'organisme, voilà la phthisie dans
son sens étymologique; sa cause, ce sont les
désordres produits dans le poumon d'abord,
et consécutivement dans les fonctions des autres organes par la présence des tubercules; et la
cause des tubercules, c'est une disposition préa-
lable, dépendant d'une manière d'être spéciale
de l'individu.

Mais arrivés à ce point, avons-nous dit le
dernier mot sur cette importante question?
Qu'est-ce donc en effet que cette prédisposition
elle-même! Dépend-t-elle, comme on le disait
autrefois, de la pourriture générale des humeurs? Mais alors d'où vient cette pourriture?

Voilà comment, dans cette question, comme
dans les autres, en remontant des effets aux
causes, on se heurte contre l'inconnu. Dans
l'étude des maladies, l'inconnu ce sont les causes premières; mystère impénétrable comme la
vie elle-même. Mais de même que l'étude de

la vie dans les manifestations accessibles à notre intelligence nous offre des enseignements d'une grande portée, de même l'investigation concernant la nature des maladies, bornée aux limites du possible, fournit des enseignements pratiques d'une importance incontestable.

Or ces enseignements pratiques tendent tous vers le même but, le traitement. Dans quelques maladies ce traitement est fort simple, l'art possédant des spécifiques. Le quinquina, le mercure et le soufre, trouvent toujours leur opportunité dans la curation des fièvres, de la syphilis et de la psore. L'iode est presque le spécifique de la scrofule. La phthisie en a-t-elle un? Non, malheureusement! Et quelles que soient les prétentions de quelques spécialistes à cet égard, le spécifique de la phthisie reste encore à découvrir. Donc son traitement, ne pouvant pas être spécifique, doit être rationnel, c'est-à-dire qu'il doit être basé sur la marche des lésions connues sur l'appréciation des symptômes concomitants, sur celle de la nature du malade, du degré de la maladie, etc. Il en résulte qu'il ne peut pas être le même, dans

tous les cas, pour tous les individus, ni le
même pour le même malade aux diverses époques de l'affection. Proclamer l'infaillibilité du
soufre, du goudron, de l'arsénic, de l'iode, du
chlore, du phosphore, c'est émettre un non-sens
thérapeutique, non-sens que le raisonnement
et les faits ne démontrent, hélas! que trop fréquemment.

Notre chemin se trouve ainsi tracé de lui
même. La nature intime de la phthisie nous
est inconnue, nous sommes réduits à étudier
ses manifestations. Le spécifique de cette maladie
n'existant point, son traitement doit ressortir de
la connaissance de sa marche. Prenons donc
cette marche dans ces divisions les plus tranchées, étudions-en les symptômes, et déduisons
de cette étude, aidée de l'expérience de tous
ceux qui ont observé avec discernement, les règles d'hygiène et de thérapeutique.

Commençons par conséquent par l'étude de
la prédisposition et celle du traitement préventif
de la phthisie.

Il est difficile d'assigner une physionomie
précise à la diathèse ou prédisposition tuber-

culeuse avant que le dépôt des tubercules dans les poumons ne se soit effectué.

Les tubercules présentent bien des signes physiques qui en révèlent l'existence, mais alors ce n'est plus la prédisposition, c'est la maladie confirmée, qu'on a à combattre. Avant cela, les renseignements que fournit l'observation proviennent de l'ensemble de l'organisation du malade et des conditions dans lesquelles il se trouve placé.

Dans son article sur la phthisie et à propos du traitement préventif de cette maladie, M. Louis s'exprime ainsi: « Il est extrêmement difficile, pour ne pas dire impossible, de juger si un jeune sujet est menacé de la phthisie; cependant, si un enfant ou un adolescent était d'une *constitution délicate*, s'il présentait ou s'il avait présenté, à une époque plus ou moins éloignée, des *signes de scrofules*, et s'il était né des *parents phthisiques*, on devrait redouter le développement de la maladie et chercher les moyens de la prévenir. »

Ainsi une constitution délicate, les scrofules, l'hérédité, voilà les trois conditions qui établissent de grandes présomptions en faveur de la prédisposition.

Mais cette constitution délicate comment se manifeste-t-elle? Il ne suffit pas d'être né délicat poui être menacé de phthisie. Au début de la vie, cette débilité spéciale de la constitution se traduit le plus ordinairement par des os longs et minces, par le système musculaire grêle et sans force. La peau des enfants est fine et blanche, sauf la coloration des pommettes; leur dentition est précoce, mais irrégulière; leur croissance est rapide, leur intelligence hâtive, et leur voix a quelque chose de particulier qu'il est difficile d'exprimer.

En avançant en âge ces enfants continuent à se développer dans le sens ci-dessus indiqué, on s'aperçoit peu à peu que la moindre stimulation provoque, chez eux, une accélération insolite des mouvements du cœur et du poumon, que la moindre cause produit l'enrouement, la toux, et la difficulté de respirer.

Si, outre tout cela, la poitrine se développe mal, si le thorax reste resserré dans sa partie supérieure, s'il s'aplatit sous les clavicules, si les épaules sont saillantes et le sternum mal conformé, si les doigts des mains se terminent en baguettes de tambour au lieu d'être effilés, alors la prédisposition est pour ainsi dire évidente.

Plus il y a de tout ces signes réunis, plus, on, le conçoit, la présomption est fondée. Elle arrive au dégré de la plus grande probabilité quand tous ces caractères se rencontrent; ajoutez-y l'hérédité et la probabilité devient certitude. Il en est de même quand l'hérédité se joint aux apanages d'une constitution scrofuleuse; de cette constitution que caractérise une peau transparente et blafarde, une mâchoire carrée, des lèvres épaisses souvent crevassées, une face large et comme bouffie, de grands yeux à long cils et avec le blanc de l'œil nacré; des ophthalmies fréquentes, des éruptions pustuleuses presque permanentes dans le cuir chevelu ou derrière les oreilles; des glandes du cou engorgées, etc.

Mais, certitude ou probabilité, ou présomption seulement, la prudence commande la même attention, car mieux vaut certes combattre un mal supposé, la supposition fut-elle mal fondée, que s'endormir dans une sécurité qui peut devenir regrettable. Pour nous, cette époque

étant celle où la phthisie est le plus facilement curable, nous ne saurions trop insister
sur l'indispensable nécessité de la combattre
à cette période. Qu'on s'en prenne parfois à un
mal qui ne serait pas arrivé, que le mérite du
succès soit diminué par l'incertitude relative à
l'existence réelle du danger, n'importe pourvu
qu'il y ait succès. Traiter comme phthisiques
tous ceux qui de très loin même paraissent devoir
les devenir, voilà la règle que nous n'hésitons
pas à poser comme le premier des devoirs. Devoir d'autant plus impérieux, qu'il ne s'adresse
pas à l'individu isolé, mais intéresse aussi au
plus haut degré la société. Détruire la phthisie
en germe n'est-ce pas en diminuer la fréquence,
n'est-ce pas s'opposer à cette transmission héréditaire qui est le fléau de l'humanité?

Mais avant de dire comment s'y prendre pour
combattre cette prédisposition, vidons d'abord
cette importante question de l'hérédité. Ce mot
s'est déjà si souvent présenté sous notre plume
qu'il ne convient pas de passer outre, sans exposer ce qui se rattache à sa signification.

La transmission de la diathèse tuberculeuse

des parents aux enfants par la voie d'hérédité est un fait malheureusement trop fréquent pour ne pas être généralement accepté. On s'applique seulement à savoir ce qu'est dans son essence cette triste loi de notre nature; quelles en sont les règles et les exceptions, si tant est qu'il en existe.

La cause de l'hérédité, dont la recherche a longuement occupé les observateurs, est demeurée à l'état de mystère, que la science n'a pu pénétrer; elle touche de trop près à cet autre mystère, la propagation de l'espèce, dont le Créateur s'est réservé le secret. Toutes les explications qu'on a essayé de fournir sur ce sujet n'ont abouti qu'à confirmer notre ignorance, mieux vaut donc la confesser que de s'égarer dans un dédale de nouvelles interprétations; à moins d'accepter celle qui s'en prend à la loi de notre descendance, loi du péché originel, pour finir par démontrer qu'on doit et qu'on peut lutter contre les effets de cette loi par l'emploi convenable du régime, de l'huile de foie de morue ou de tel autre moyen!

L'hérédité morbide existe, voilà le fait, et la

5

phthisie n'est pas la seule maladie dans laquelle on l'observe. Elle existe en vertu des mêmes causes inconnues qui font que les instincts
des animaux, les aptitudes morales ou intellec-
tuelles des hommes, aussi bien que les ressem-
blances physiques de tous les êtres vivants se
transmettent par la voie de la génération. Cette
hérédité morbide n'est donc pas plus surprenante que l'hérédité physiologique, ni dans son
essence, ni dans ses manifestations. On s'étonne
qu'épargnant quelquefois la descendance directe,
elle apparaisse dans la génération suivante, et
n'a-t-on pas vu des enfants, image parfaite de
leurs grands parents bien plus que de leurs père
et mère? Bien plus, n'a-t-on pas vu les enfants
d'un second lit ressembler au premier mari de
la mère, et des phthisiques issus d'un second
mariage entre les bien-portants, parce que un
des conjoints de la première union avait été en-
taché de tubercules? Hasard! je le veux bien,
mais c'est un hasard singulier au moins, et qui
offre avec d'autres, dans l'ordre physiologique,
une étonnante analogie.

La question plus pratique à résoudre serait

de savoir si cette hérédité morbide est sujette à
des déviations, en vertu desquelles les dispositions pathologiques se transforment en dégéné-
rant. Cela paraît être ainsi dans une autre série
d'affections héréditaires. N'est-ce pas un fait avéré
qu'entre les hémorrhoïdaires, les goutteux et les
calculeux, il y a une consanguinité qui fait qu'une
de ces maladies chez les parents peut donner
lieu à une autre de ces trois formes chez leurs
descendants? Or la thérapeutique en tire parti,
car les traitements à l'aide desquels on cherche à
combattre ces maladies se ressentent naturellement de la parenté qui existe entre elles. Y a-
t-il quelque chose d'analogue dans ce qui concerne la phthisie? Est-il vrai que les affections
syphilitiques dégénèrent souvent en scrofules,
et que celles-ci se transforment en tubercules,
et qu'ainsi la phthisie tuberculeuse aurait quelquefois le virus syphilitique pour point de départ? S'il en était ainsi les spécifiques seraient, pour ainsi dire, tout trouvés; les mer-
curiaux et les préparations iodées occuperaient
le premier rang dans le traitement. Malheureusement les faits qui témoignent en faveur de

cette opinion ne sont pas assez importants par
le nombre pour que celle-ci puisse être définiti-
vement accepté. Les résultats des traitements
basés sur cette donnée, fournissent trop de témoignages qui lui sont contraires. Il n'est pas
moins certain que les recherches dans cette voie
méritent toute l'attention des observateurs, et
que le praticien attentif ne doit pas rejeter d'une
manière absolue l'indication qui découlerait de
cette transformation morbide héréditaire, toutes
les fois qu'il lui serait possible de la suivre
avec quelque certitude en remontant vers les
premiers ascendants des malades.

Malheureusement, toutes les recherches qui
concernent l'hérédité, sont entourées de très-
grandes difficultés. La pratique civile, quelque
étendue qu'elle soit, ne peut pas fournir un
champ assez vaste pour des observations de
cette nature. Les seules qui puissent imposer
par le nombre sont celles qu'on recueille dans
les hôpitaux, et là, que de causes d'erreurs!
L'intelligence des sujets est parfois trop bornée,
pour qu'on puisse s'en rapporter aux renseignements qu'ils fournissent; souvent aussi ces

renseignements leur sont absolument inconnus
à eux-mêmes. Aussi en résulte-t-il, que la proportion tant soit peu exacte entre les faits héréditaires et ceux qui ne les sont pas n'a pu
encore être établie. D'ailleurs le serait-elle, que
nous apprendrait-elle? Que sur un nombre donné
de phthisies observées dans les hôpitaux, il y
a tant de cas qui résultent de l'hérédité et tant
d'autres dans lesquels la phthisie a été acquise.
Mais où trouverait-on dans ces chiffres les phthisiques dont les enfants ont été épargnés? Car
c'est là la question. L'hérédité est ou n'est pas
constante, et si elle souffre des exceptions, quelle
est la proportion entre la règle et les exceptions? Et supposons que cette proportion fut
connue, resterait encore à savoir quelles sont
les conditions qui ont favorisé ces exceptions;
conditions qu'il s'agirait de reproduire, afin d'é-
viter les conséquences fatales de la loi. Car, en
définitive, l'objet de ces recherches ne peut être
autre: elles seraient absolument stériles si elles
ne conduisaient pas à une donnée pratique dont
la prophylaxie ou la thérapeutique pussent profiter.

Quoiqu'il en soit, les recherches relatives à l'hérédité de la phthisie ont fourni, aux divers observateurs, des résultats très différents. Depuis Roche et Clarke, qui prétendent que la phthisie est toujours et inévitablement transmise aux descendants en ligne directe (et que si parfois elle n'éclate pas, l'immunité n'est due qu'au manque des circonstances qui en provoquent le développement, mais qu'alors même elle est présente à l'état latent), jusqu'à M. Louis qui n'a constaté l'influence de l'hérédité que dans un dixième de cas environ, il y a des nuances très variées; qui l'admettant pour un quart, qui pour un tiers, qui pour plus ou pour moins.

Cette importante question n'est donc pas résolue au fond, et, vu les difficultés que nous avons signalées, elle ne le sera sans doute pas de longtemps.

Cependant nous ne voulons pas laisser ignorer à nos lecteurs toutes les données qui ont cours à cet égard. En voici le résumé que nous empruntons à l'ouvrage de M. Salès-Girons:

« 1° La transmission héréditaire tire surtout sa source de la mère;

« 2° Les pères transmettent plus spécialement la maladie aux filles et les mères aux
garçons ;

« 3° La prédisposition héréditaire augmente
avec le nombre de générations affectées ;

« 4° Les enfants sont d'autant plus voués à
l'hérédité de la phthisie, qu'ils proviennent d'un
mariage entre individus d'un tempérament scrofuleux ou lymphathique, surtout s'ils tiennent à
la même souche;

« 5° L'héritage est d'autant plus certain que
les parents seront moins bien assortis, qu'il
y aura une plus grande disproportion d'âge entre
eux ;

« 6° L'enfant sera d'autant plus prédisposé
que l'un des parents ou tous les deux seront
plus affaiblis par les excès et les misères morales antérieures;

« 7° L'hérédité saute quelquefois une ou
deux générations et sévit plus cruellement sur
les suivantes;

« 8° L'affection héréditaire est d'autant moins
à craindre que la phthisie remonte moins haut
dans les générations de la famille;

« 9°. Les plus jeunes des enfants issus de
parents phthisiques sont plus profondément af-
fectés que les aînés et mourront plus tôt. »

Ce dernier alinéa nous amène à la question
de l'âge auquel la phthisie tuberculeuse éclate
le plus fréquemment. A ce sujet la statistique
nous apprend que le plus grand nombre de cas
ont été observés de 20 à 30 ans et de 4 à
7 ans. Les exceptions à cette règle nous paraissent néanmoins fort nombreuses.

Mais, on le sait bien, tous les cas de phthisie ne sont pas des cas héréditaires. Il en est
dans lesquels toute recherche à cet égard ne
donne que des preuves négatives. L'étude de
ces cas est sans contredit la plus importante,
parce qu'en nous faisant connaître les conditions
dans lesquelles la maladie se développe, elle
nous fournit des renseignements pratiques sur
l'hygiène et nous indique les règles qu'il faut
suivre chez les sujets prédisposés. Si aux résultats de cette observation on ajoute ceux que
fournissent les faits d'immunité chez les sujets
prédestinés par l'hérédité, on arrive alors à
avoir une base rationnelle de la ligne de conduite que l'on doit adopter.

De plus, outre les phthisies héréditaires et
les phthisies spontanées qui naissent par le concours de mauvaises conditions hygiéniques, on
admet encore les phthisies acquises par la contagion.

Ici la certitude est bien moins démontrée
que dans les faits héréditaires. Qui dit contagion dit contact; or avancer que la phthisie
se communique ainsi, comme la peste ou la
petite vérole, ce serait avancer ce qui n'existe
certainement pas, ce que dément l'observation
de tous les jours.

« Nous ne défendrons jamais, dit l'auteur,
que nous venons de citer, aux amis d'entrer dans
la famille affligée, de s'approcher des malades,
d'avoir avec eux les rapports de l'amitié; la
phthisie ne se transmet pas par le cordon des
sonnettes, comme il est rapporté dans le livre
d'un contagioniste espagnol. Mais nous plaignons
cette fille jour et nuit appuyée sur le chevet
du lit de sa mère, lui rendant tous les soins
de cet amour qui ne se rebute de rien, qui ne
se fatigue jamais, quelles que soient les langueurs
de cette agonie. Nous craignons pour cette femme

dévouée remplissant jusqu'au bout, et durant des années, les devoirs d'épouse et de servante infatigable. Voilà les victimes préparées, à la longue, par le contact de chaque instant, par la respiration d'une atmosphère chargée de toutes les exhalations putrides qui s'élèvent de toutes les parties du corps et de toutes les excrétions morbides des phthisiques,

« La contagion est donc une loi de notre nature; elle est le corollaire de la loi d'hérédité; tandis que celle-ci marque la responsabilité des enfants et des parents, la loi de contagion marque la solidarité des frères. La première caractérise la filiation; la seconde caractérise la fraternité humaine. »

Tout ceci est fort grave et il est bien permis de se demander sur quels faits positifs reposent de telles assertions? Quel est le nombre de ces faits? Est-il bien avéré que dans les cas observés, la contagion ait eu de l'influence, plutôt que les fatigues physiques et les souffrances morales? Et d'abord ne faut-il pas éliminer de cet effrayant tableau, cette fille penchée sur le chevet du lit de sa mère? La fille d'une mère phthisique n'est-elle pas déjà sous cette loi que l'auteur attribue à la responsabilité des enfants, autrement dite loi de l'hérédité que personne ne conteste? Quant à la femme atteinte à la suite de son dévouement, la statistique des veuves de maris phthisiques prouverait certainement contre la contagion, et si cette statistique présentait un certain nombre d'exceptions, pourraient-elles suffire pour qu'on se prononçât sur un sujet de cette importance? Nous ne le croyons pas. Vingt-cinq ans d'exercice de la médecine, dont huit dans un pays dans lequel les cas de phthisie importée sont si nombreux, ne nous ont pas fourni un seul exemple de cette nature. Ceci ne suffirait certainement pas pour nous inscrire contre une opinion admise par d'autres que nous; mais ce qui suffit c'est le manque général des faits bien précis, qui puissent nous donner une conviction opposée à celle que notre expérience nous autorise à avoir. Jusqu'à preuve du contraire, la contagion de la phthisie n'est donc pas un fait démontré. Ce n'est qu'un fait supposé, mais comme tel ayant déjà le droit d'éveiller toute la sollicitude à l'égard de ceux qui peuvent en être victimes.

Si les phthisies acquises par la contagion sont loin d'être un fait avéré, il n'en est pas de même pour ce qui concerne le développement spontané de cette affection sous l'influence de mauvaises conditions hygiéniques. L'étude de ces conditions qui peuvent devenir les causes de la tuberculisation pulmonaire, a donné lieu à des travaux remarquables, parmi lesquels nous citerons particulièrement l'ouvrage du Dr Fourcault. De toutes les recherches entreprises à cet égard il résulte que les influences les plus nuisibles sont celles qui agissent le plus particulièrement sur les poumons et la peau, qui en altèrent les fonctions ou provoquent des désordres dans ces organes. En citant ici en première ligne les logements insalubres, où, au froid et à l'humidité, se joint le défaut d'air et de lumière solaire, nous mentionnons une cause que tout le monde connaît et dont l'action nuisible est démontrée par le grand nombre de cas de phthisie qui sévissent dans les grandes villes et s'attaquent de préférence à une certaine classe de la société. En indiquant ensuite dans le nombre de ces causes l'agglomération d'un grand nombre d'individus dans des espaces trop limités, le défaut de mouvement, le travail sédentaire disproportionné à l'âge et aux forces, nous nous appuyons du témoignage des faits observés dans les prisons, les fabriques et les manufactures; surtout celles où on emploie des enfants. En attribuant la phthisie au froid humide de l'air, au manque d'énergie du côté des fonctions de la peau, nous prenons pour preuve sa fréquence dans les climats où ces conditions existent et sa rareté dans les conditions opposées.

Or, toutes ces données ont une grande portée, car tout ce qui a été dit jusqu'à présent de la cause déterminante de la phthisie (du tubercule), et de ses causes prédisposantes dont nous venons de parler, y compris l'hérédité et si on veut la contagion, ne doit pas être perdue de vue si on veut asseoir la prophylaxie sur une base rationnelle.

Donc puisque nous avons dit que la phthisie est héréditaire, qu'elle peut exister en germe avant de se manifester en fait, que la prédisposition peut rester à l'état latent longtemps avant d'éclater, il en résulte que la sollicitude de la famille et du médecin doivent commencer dès le berceau, pour ne se ralentir que bien avant dans la vie, lorsque toute crainte aura disparu, et surtout, lorsque le descendant aura passé l'âge auquel ses parents ont présenté les premiers symptômes de la maladie.

Le premier effet de cette sollicitude sera par conséquent de soustraire l'enfant à l'allaitement par la mère; et cette mesure devra être adoptée même dans les cas dans lesquels l'hérédité directe ne ferait rien craindre, mais qu'on aurait à la redouter de la part des générations antérieures.

Dans le choix de la nourrice on accordera la préférence à celle qui, provenant d'une localité où la phthisie est rare, offrira, quant à son tempérament, le moins d'analogie avec celui de la mère de l'enfant, et chez laquelle, outre la vigueur générale de la constitution, on aura particulièrement constaté une robuste conformation des organes de la respiration. Il va sans dire que l'allaitement sera attentivement surveillé; qu'il se fera à la campagne et que l'enfant y sera laissé aussi longtemps que possible.

Si, malgré cette mesure, le développement se
fait mal; si la constitution présente les caractères que nous avons mentionnés, c'est le cas
de s'attacher à tous les moyens qui peuvent la
modifier et de s'imposer les sacrifices que la situation exige. Et par ces sacrifices nous en-
tendons le changement de climat, mesure qui
amènerait sans doute plus fréquemment d'heureux résultats si on y avait plus souvent recours en temps opportun. Nous proposant de
traiter cette importante question dans un chapitre spécial, nous nous bornons à la mentionner
seulement en ce moment.

Après le climat vient le régime qui, par la
permanence de son action et la puissance de
son influence, exige une attention toute particulière.

Nous sommes loin du temps de Pline, alors
qu'on attribuait des propriétés spéciales à certains organes d'animaux et lorsqu'on conseillait
de nourrir les poitrinaires avec les poumons du
renard, le foie du loup, voire même avec le
bouillon d'âne et le lard d'une laie maigre nour-
rie d'herbes. Et s'il est vrai que la vogue des

escargots et des limaces, aussi bien que celle du bouillon de cloportes n'est pas encore très loin de nous, il n'est pas moins certain que le régime alimentaire des malades repose aujourd'hui sur des données plus rationnelles.

Lorsqu'il s'agit d'une prédisposition morbide dont on craint les suites, il ne suffit pas de savoir si l'alimentation doit être tonique ou débilitante, il faut encore s'enquérir si, en vertu de cette prédisposition, il existe dans les caractères physiques ou dans la composition chimique du sang quelques déviations de l'état normal, l'alimentation devant tendre à ramener vers cet état normal. le fluide nourricier de l'économie, en fournissant, autant que possible, les éléments qui lui font défaut, aussi bien qu'en privant l'organisme des principes qui y paraissent en excès.

N'est-ce pas sur ces données qu'est basé le régime qu'on fait suivre aux goutteux, aux rhumatisants, aux sujets chlorotiques, à ceux qui sont disposés à la gravelle, aux individus menacés ou atteints du diabète sucré, etc.; et le régime n'est-il pas dans tous ces cas la partie la plus importante du traitement ?

Il n'en est pas et il né doit pas en être autrement, quand il s'agit de la prédisposition à la phthisie. Si la science n'est pas encore absolument certaine en quoi cette prédisposition consiste, si l'altération des liquides organiques n'est pas aussi tranchée, ni aussi constante qu'elle l'est dans les cas que nous venons de citer, il n'est pas moins sûr que le sang n'est pas à l'état normal. Ce qu'il y a de plus frappant dans son altération c'est la diminution proportionnelle de la quantité des globules, c'est aussi l'altération, une sorte de flétrissure de ceux qu'on y rencontre. D'après M. Andral, auquel sont dûes les principales recherches sur ce sujet, « la condition du sang qui coïncide avec le commencement de la phthisie et qui, vraisemblablement la précède, c'est cette condition générale que l'on retrouve dans tous les cas où, par une cause quelconque, les forces vitales ont perdu de leur énergie. » (*Traité d'hématologie*).

Outre cette modification il en existe encore une autre non moins importante à noter, c'est une notable diminution dans la quantité d'albumine. (Becquerel et Rodier, *Traité de la chimie pathologique*).

6

Sans nous arrêter à d'autres altérations que quelques observateurs soupçonnent, mais qui n'ont pas encore été parfaitement démontrées, et sans chercher à pénétrer la cause inconnue des altérations, que nous venons de signaler, bornons-nous à indiquer comment, à l'aide du régime, on doit essayer de les combattre.

Au point de vue général, cet état du sang, qui dénote un abaissement des forces vitales, commande, on l'a déjà pressenti, une alimentation tonique. Mais à ce propos il ne faut point oublier ce vieil adage physiologique, que ce qui nourrit réellement n'est pas ce que l'on mange, mais ce que l'on digère. Aussi les digestions des poitrinaires doivent-elles être particulièrement surveillées, et les éléments de force ne seront recherchés que dans les aliments qui nourrissent sous un petit volume. Les sucs concentrés de viandes fortes seront donc particulièrement employés.

Quant à l'altération spéciale du sang, celle qui consiste dans la diminution des globules et de l'albumine, on cherchera à en atténuer les effets en insistant sur l'usage des substances

alimentaires dans lesquelles les globules et l'albumine se trouvent pour ainsi dire tout formés,
comme dans le lait, les œufs, la chair des
jeunes animaux, etc.

En indiquant le lait comme un des principaux
aliments du poitrinaire, nous ne faisons d'ailleurs
que confirmer ce qui est et ce qui a été de tout
temps, en usage. La pratique a devancé ici la
théorie, car la diète lactée a été recommandée
bien avant qu'on ait connu ni la composition du
lait et son analogie avec celle du sang, ni qu'on ait
soupçonné l'altération de celui-ci chez les phthisiques. Les cas de guérisons de phthisie pulmonaire par l'usage du lait remontent, en effet,
fort loin ; Hippocrate en parle dans ses écrits,
Aretée, Van-Swieten et Morgagni en vantent l'efficacité, et on sait que l'usage si répandu du
temps de Sydenham de ce qu'on appelle en Angleterre le *posset* ou le *zythogala* n'est qu'un
mélange du lait avec la bière. De nos jours la
diète lactée ne cesse pas de jouir d'une réputation justement méritée; le lait de jument produit d'excellents résultats sur les confins du
Caucase, où il est largement employé; le lait

d'ânesse est dans nos contrées d'un usage jour-
nalier, et les cures par le petit lait dont nous
aurons à parler par la suite, fournissent des
témoignages nombreux en faveur de ce genre
de régime.

Toutefois, il ne faut pas oublier que le régime
lacté n'est pas toujours facilement supporté. Il
est des estomacs qui s'en fatiguent promptement ;
il en est d'autres qui ne s'en accommodent pas
du tout. Et ce serait agir contre les intérêts du
malade que de chercher à vaincre ces répugnan-
ces individuelles. L'uniformité du régime, quelle
qu'en soit d'ailleurs la nature, est pour certaines idiosyncrasies une chose absolument impossible ; il faut en tenir compte puisqu'il s'a-
git, avant tout, d'assurer aux malades des digestions faciles. En tout état de cause, du reste,
la variété est une des conditions d'une bonne
alimentation, heureusement que cette condition
peut être remplie sans qu'on soit obligé de s'é-
carter de ce qu'exige la situation des malades.

Or, le point culminant de cette situation c'est
que la nutrition n'apporte pas un excès d'éléments dont l'élimination se faisant particuliè-

rement par le poumon, exposerait ces organes
à un surcroît d'action. Sous ce rapport, il est
bon de connaître la distinction qu'en hygiène
on admet à l'égard de diverses substances alimentaires. Elles sont, dit-on, plastiques ou
respiratoires. Les premières fournissent surtout
des matériaux nécessaires à la recomposition des
tissus organiques; elles sont richement pourvues
d'albumine et de fibrine. Les secondes, composées
plus particulièrement d'hydrogène et de carbone,
sont destinées à pourvoir l'économie de ce qui lui
est nécessaire à l'entretien de la calorification,
et ce qui, après diverses transformations dans
les organes, doit être éliminé par le poumon
sous forme d'acide carbonique et de vapeur
d'eau. A la première classe appartiennent plus
spécialement les éléments tirés du règne animal, dans la seconde on range ceux qui sont
fournis par les fécules, les sucres, les graisses,
les alcools, etc. Ces aliments, en effet, produisent à la longue une surcharge en éléments
hydro-carbonés qui, lorsque les poumons ne
possèdent pas assez d'énergie, finissent par en-
combrer le système veineux et le foie et créent

ainsi à l'organisme des dispositions morbides, ou favorisent le développement de celles qui existent.

Tout excès de ce genre doit donc être attentivement évité chez les individus prédisposés à la phthisie, et la bonne hygiène consiste à savoir user de tout dans des proportions conformes aux besoins de l'économie. Or, un de ces besoins c'est aussi une certaine stimulation des forces devant aider à l'accomplissement des fonctions digestives. C'est à ce titre qu'une certaine quantité d'alcool contenu dans le vin est nécessaire, car c'est en facilitant les digestions et l'assimilation d'éléments plastiques fournis par la nutrition que le vin est tonique; son usage dans de certaines mesures doit par conséquent être recommandé.

L'attention qu'exige le régime ne fera pas perdre de vue celle que commandent les autres conditions d'hygiène. La manière de se vêtir en est une, et chez les poitrinaires elle a une importance spéciale. Ce qui frappe particulièrement dans la conformation des individus prédisposés à la phthisie, c'est le développement, relativement peu considérable de la poitrine. Tout doit donc tendre à le favoriser et rien ne doit s'y opposer. A ce titre, les corsets devront être impitoyablement supprimés. Les épaules saillantes et mal attachées, fait très fréquent chez le sujets prédisposés à la phthisie, ne peuvent pas servir d'excuse à cet égard. La sollicitude maternelle se trompe de moyen et n'atteint pas le but, lorsque pour corriger ce défaut elle exige l'usage des tuteurs mécaniques; appareils le plus souvent inutiles, quelquefois nuisibles. Les exercices gymnastiques bien dirigés et poursuivis avec persévérance sont, dans ce cas, la seule ressource à laquelle il faille recourir. En modifiant les formes, ils peuvent aider, non seulement au développement du thorax, mais à celui de tout le système musculaire. La gymnastique, cela va sans dire, doit avoir pour but principal de fortifier les fibres et d'imprimer aux muscles l'énergie qui leur manque. Il ne peut donc pas être question d'exercices violents qui exigent une grande dépense de force. Les mouvements passifs, ceux qu'imprime aux divers muscles et articulations la main d'un professeur intelligent, combinés avec quelques exercices actifs dans lesquels la résistance à vaincre est rigoureusement proportionnée et sagement graduée à l'état des forces, constituent la seule méthode rationnelle et la seule réellement utile. Cette méthode a de plus le grand avantage de pouvoir être suivie partout, sous la direction immédiate des parents et sans qu'il soit besoin de recourir à des établissements spéciaux. Quelques halters de différents poids et des chaînes à ressort de Pichery composent tout l'arsenal du gymnase. Ce gymnase, on l'installe dans la première pièce venue de l'appartement, il vous accompagne ainsi partout, et votre enfant peut, sans déplacement, consacrer des heures entières à des exercices aussi salutaires que variés.

De ces exercices il retirera grand profit, car outre son action sur les muscles, la gymnastique a encore le grand avantage d'imprimer de l'activité aux fonctions de la peau. Or, la peau de ceux que la phthisie menace, toujours pâle, étiolée, exsangue et sans force de résistance contre les variations atmosphériques, a essentiellement besoin de cette stimulation.

C'est à la peau qu'il faut un tuteur capable de la protéger contre les refroidissements dont les suites se font inévitablement sentir du côté des organes respiratoires, et ce tuteur c'est la classique flanelle, dont l'usage en contact immédiat avec la surface du corps est indispensable quel que soit le climat que l'on habite. Protecteur contre la déperdition du calorique que les organisations délicates réparent si difficilement, le vêtement de flanelle a, en outre, l'avantage d'exercer par le frottement une excitation extérieure t.ès favorable, sans compter qu'il préserve de transpirations refroidies dont les effets, toujours nuisibles, sont si dangereux chez les phthisiques.

Car, il ne faut pas l'oublier, chez ces malades, la peau et la régularité de ses fonctions sont choses dont il faut se préoccuper tout particulièrement. Rien de ce qui peut assurer cette régularité et en entretenir l'énergie ne doit être négligé. Les moyens qui conduisent à ce résultat doivent être appropriés à l'âge et au degré de force des sujets. Chez les jeunes enfants on aura recours à de fréquents lavages avec. de l'eau à peine tiède, suivis de frictions avec de la laine ; plus tard des ablutions de plus en plus froides avec quelques liquides aromatiques, avec de l'eau salée, de l'eau de mer ou de l'eau de source ordinaire, pourront être essayées, pourvu que leur durée et leur température soient rigoureusement appropriées au degré de réaction, et que celle-ci soit aidée et soutenue par les frictions, le massage et les exercices en plein air. Plus tard encore, les pratiques hydrothérapiques plus complètes, telles que les douches en pluie fine pourront être employées avec avantage. Nous sommes convaincus que les craintes que ces moyens inspirent ne sont pas fondées, car, lorsqu'ils sont convenablement dirigés, le refroidissement ne peut pas être redouté. Et quant aux résultats, le surcroît d'énergie qui par de tels procédés est imprimé au renouvellement organique, développe au contraire l'activité de la calorification, et l'économie gagne une force de résistance contre le froid qu'elle ne peut pas autrement acquérir. C'est une opinion on ne peut plus erronée que celle de tant de parents, voire même de tant de médecins, relativement à la

contre-indication de certains procédés hydrothérapiques chez les sujets prédisposés aux tubercules. Qu'il ne faille pas chez eux un redou-
blement d'attention et de surveillance, qu'il ne
convienne pas de se borner aux pratiques les
plus simples et toujours de très courte durée,
qu'il ne soit pas nécessaire d'aider et de soutenir la réaction souvent faible et lente à se
produire, rien de plus certain ; mais qu'on s'expose inévitablement à des dangers, rien de plus
contraire à la réalité. Loin de là, l'hygiène ne
possède peut-être pas dans ces cas de moyen
préventif plus approprié à la situation des malades.

Comment ne pas s'étonner d'ailleurs, que ceux
mêmes qui auront prescrit l'usage des bains de
mer, blâment l'emploi des ablutions avec de
l'eau de mer ou celui des douches dont le choc
n'équivaut pas à la percussion des vagues, et
dont la température ne diffère pas de celle
du bain? Serait-ce parce que les douches et les
ablutions se font à couvert et mettent ainsi les
baigneurs à l'abri de l'air extérieur souvent si
difficile à supporter sur les plages? Serait-ce

parce que les frictions et le massage, pendant et
après ces opérations, remplacent ici les mouvements de natation que tous les sujets ne sont
pas en état d'exécuter? Ou serait-ce plutôt parce
qu'il reste encore dans les esprits trop d'anciens
préjugés que les succès hydrothérapiques ne sont
pas parvenus à déraciner?

Les exercices de l'hydrothérapie comme ceux
de la gymnastique, les vêtements comme les
conditions atmosphériques du climat et celles du
régime élémentaire, tout ce qui concerne l'hygiène en un mot, doit avoir pour but de maintenir l'équilibre dans les diverses fonctions en
général, et en particulier d'aider au développement des organes dont la force laisse à désirer.

A côté de cette sollicitude pour l'éducation
physique, il faut savoir s'imposer un certain degré d'indifférence à l'égard de l'éducation intel-
lectuelle. L'intelligence des jeunes sujets de cette
catégorie est presque toujours trop précoce déjà,
les soins qu'elle exige doivent donc être reculés
sur le second plan.

Le gymnase, la mer, la rivière, le manège,
le plein air des champs et des forêts, voilà les

écoles des enfants que la tuberculisation menace; les livres, les plumes, les crayons et les pinceaux ne sont pour eux que les instruments de récréation. Les écoles publiques leur sont interdites, les arts d'agréments eux-mêmes ne peuvent leur être accordés qu'avec beaucoup de mesure et de circonspection.

Tout cela constitue de durs sacrifices, nous en convenons sans peine, mais ce n'est qu'à l'aide de tels sacrifices et grâce à une persévérance à toute épreuve qu'on parvient à transformer la constitution de ceux que la fatale maladie menace, et à les mettre à l'abri du danger qui les attend. Les exemples de ces transformations ne sont pas aussi rares qu'on pourrait le croire; ce qui est plus rare ce sont les exemples d'une bonne direction suivie assez longtemps. Malheureusement, quel que soit le nombre de ces exemples, les présenter comme irrécusables est impossible. Comment démontrer en effet qu'on a empêché d'être phthisique, ceux qui n'avaient encore offert aucun signe matériel de la tuberculation et chez lesquels on n'avait à combattre que la prédisposition; état douteux dans sa nature et ses manifestations?

Cependant lorsqu'on voit de jeunes sujets, présenter d'abord les signes morbides que nous avons énumérés, quand ensuite ces signes disparaissent peu à peu, lorsque la constitution acquiert graduellement de la force et quand enfin la tuberculisation fait défaut, n'est-il pas permis de supposer qu'on a empêché l'apparition d'un mal qui, sans la conduite qu'on a tenue, aurait pu éclater. Les preuves de ce genre acquièrent quelquefois une signification particulière par les circonstances qui les accompagnent. L'immunité dont jouissent certains enfants de la même famille, pendant que d'autres sont atteints du fléau, les conditions spéciales qui accompagnent les privilèges des uns et la condamnation des autres, parlent plus haut que tous les raisonnements.

C'est de ce genre de preuves que nous voulons étayer surtout la conviction de nos lecteurs:

« Un officier de marine est marié à une femme qui compte parmi ses ascendants bon nombre de victimes de la phthisie. Trois enfants naissent de ce mariage. L'aînée, élevée au début de sa vie par la mère, pendant que le père, encore au service, fait de fréquentes absences, succombe phthisique à l'âge de seize ans. Les deux autres, un garçon et une fille sont placés de bonne heure sous la direction paternelle. Leur éducation physique est l'objet de la constante sollicitude du père, homme persévérant, intelligent et à convictions solides. Les soins hygiéniques les mieux entendus leurs sont sans cesse prodigués: Leurs santés, fort inquiétantes dans les premières années, s'améliorent progressivement, leur constitution entachée du vice scrofuleux se raffermit, ils sont épargnés. »

« Un commerçant d'une grande ville habite un quartier populeux et insalubre. Dans sa demeure où l'air et la lumière font défaut, plusieurs membres de la famille ont payé leur tribut à la phthisie. Lui-même en a été menacé. Marié à une femme bien portante, il en a deux enfants d'abord, puis, à plusieurs années d'intervalle, en survient un troisième, mais alors déjà le travail prospère a augmenté le bien-être. Les parents ont changé de demeure; la mère est libre de s'occuper de l'éducation de ses enfants; la famille peut se donner le luxe de la campagne pendant la belle

saison. L'éducation est bien dirigée; elle est la
même pour les trois enfants. Un seul en profite,
c'est le plus jeune. Pour les deux aînés c'était
trop tard. »

« Un ancien receveur de douanes, dont la
femme est morte phthisique, avait eu de cette
femme deux garçons et trois filles. Les garçons,
élevés dans des pensions, se sont livrés à des
occupations qui exigent une grande activité et
de fréquents déplacements; ils sont parvenus
aujourd'hui à l'âge de quarante ans, et ils jouissent d'une bonne santé. Les filles, élevées au sein
de leur famille, étaient, au moins en apparence,
d'une constitution robuste; elles avaient cet embonpoint qui est un des attributs de la santé
et de la beauté. Cependant elles sont mortes
avant l'âge de dix-huit ans, offrant toutes trois
les signes de la consomption pulmonaire. Une
petite toux, un amaigrissement rapide, ont été
le prélude des accidents qui les ont enlevées
après six mois de souffrances. »

« Le marquis D. a eu cinq filles élevées dans
la retraite et animées des sentiments d'une grande
piété. Le père et la mère remarquables par leur

obésité, étaient d'un tempérament éminemment lymphatique. Deux de ces demoiselles étant restées au sein de leur famille sont mortes phthisiques; les trois autres se sont mariées avec des étrangers; elles ont beaucoup voyagé et aucune d'elles n'a succombé à l'affection tuberculeuse des poumons. Dans la même famille, du côté de la branche masculine, se trouvaient deux fils dont la destinée a été bien différente: l'un a franchi les mers, a vécu longtemps aux États-Unis et se porte bien. Le second, élevé dans sa famille, studieux, ayant des goûts opposés à ceux de son frère, est mort poitrinaire à vingt-trois ans. » (Le Bon Michel, membre du conseil de santé, cité par Fourcault).

Que de jeunes personnes, dit le même auteur, seraient préservées d'une mort prématurée, si leurs mères connaissaient les heureux effets de la gymnastique, des courses fréquentes à la campagne et des voyages. »

« Il est sûr, ajoute-t-il, qu'on peut presque à volonté produire les scrofules et la phthisie, en supprimant lentement la perspiration cutanée par la privation de l'exercice, de la lumière, de l'air sec et du mouvement. »

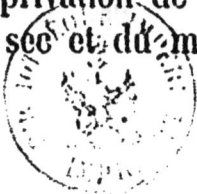

7

On a grande chance, disons-nous après lui, de faire avorter les scrofules et la phthisie en employant dans des mesures voulues les moyens qui entretiennent la perspiration cutanée, qui fortifient la constitution par l'exercice, et qui la font développer en plein air sous les rayons du soleil.

Nous pourrions nous appuyer sur des témoignages plus nombreux encore. Mais ne soutenons-nous pas un principe qui est déjà reconnu? Et n'est-il pas évident qu'à défaut d'un spécifique contre le vice tuberculeux, c'est à l'hygiène que son antidote doit surtout être demandé.

Cependant l'hygiène seule quelque puissante qu'elle soit, ne suffit pas toujours pour conjurer le danger, et a besoin d'appeler à son aide l'action des médicaments. Mais quels sont ces médicaments? Dans le grand nombre de ceux qui sont en usage y a-t-il un choix à faire? Quelles sont les conditions qui décident de ce choix? Voilà autant de questions qui nous restent à examiner.

Pour approcher de la solution de ces importantes questions, autant qu'il est permis d'en approcher, il faut, comme nous l'avons fait en nous occupant de l'hygiène, avoir constamment en vue les principaux caractères morbides que la prédisposition tuberculeuse imprime à la constitution des malades.

Ici, comme dans ce qui précède, nous ne devons point faire la guerre à l'inconnu, ni nous servir des armes dont l'action intime soit absolument ignorée. Or, la nature de l'affection ne nous étant pas connue, pas plus que la spécificité des médicaments qu'on pourrait lui opposer, le choix de ceux-ci ne peut être basé que sur l'appréciation de la prédominance de certains caractères morbides et sur celle de l'état général des malades. Nous aurons donc à nous adresser aux médicaments généraux destinés à modifier l'ensemble de la constitution et aux médicaments spéciaux ayant pour but de corriger les symptômes particuliers à chaque individu.

En examinant de ce point de vue l'importante question qui nous occupe, nous réussirons peut-être à faire entrevoir la raison de la si grande variété des médications qu'on oppose à la prédisposition tuberculeuse, et celle de la différence si souvent constatée dans les résultats de ces médications.

Et d'abord, pour ce qui concerne l'état général de nos malades, le caractère qui le domine à peu près constamment, c'est la faiblesse. Donc, si les ressources hygiéniques sont restées impuissantes pour relever les forces de la vitalité, c'est aux médicaments réputés d'avoir cette action qu'il faudra recourir. Or, ces médicaments sont ceux qu'on désigne sous le nom de toniques, parce qu'on leur attribue la propriété de donner du ton, c'est-à-dire de la fermeté d'action à nos organes. Comment cette propriété s'exerce-t-elle? par l'intermédiaire de quelles modifications intimes passe-t-elle pour se manifester à notre observation par un surcroît de forces vitales? Ceci appartient à ce qu'on appelle l'action dynamique des médicaments, action connue par ses effets, mais ignorée quant à sa nature. L'examen de cette action nous conduirait du reste au-delà des limites que nous impose l'esprit de ce travail, et il serait sans doute inutile à nos lecteurs. Il sera suffisant de leur dire que cette action paraît s'attaquer au mode de

fonctionnement du système nerveux et que c'est,
en imprimant un surcroît d'énergie à ce fonctionnement, que les médicaments dont il est
question, élèvent l'activité qui faisait défaut aux
fonctions. Et si nous interprétons ainsi l'influence qu'exercent les toniques, c'est pour faire
entrevoir que leur usage ne peut avoir d'effet,
que lorsque, d'ailleurs, les fonctions sont mises,
sous tous les rapports, dans des conditions hygiéniques convenables. Un exemple suffira pour
donner plus de précision à notre pensée. Un
malade en traitement est soumis au régime for-
tifiant que ses forces affaiblies paraissent exiger;
l'alimentation est suffisante, elle est bien choisie
et bien acceptée, c'est-à-dire que les digestions
ne présentent rien d'anormal. Cependant la nutrition ne se fait point, l'embonpoint ne s'accroît pas, les forces générales n'augmentent pas.
C'est que l'alimentation est sans profit; l'assimilation, cette transformation définitive des matériaux alimentaires en molécules vitales, ne s'accomplit pas suffisamment; le sang reste pauvre;
il ne stimule pas l'action nerveuse qui n'excite
pas à son tour l'action des organes ayant charge

de la mutation définitive de la matière. Si donc un médicament relève cette action nerveuse, et si par cela même il éveille cette transformation moléculaire, il donnera à la nutrition ce qui lui manquait, celle-ci modifiera le liquide sanguin et, sous son influence, les forces générales se trouveront augmentées.

C'est là la voie par laquelle l'action des toniques s'exerce, et ce genre des toniques, appelés toniques névrosthéniques, renferme, avec le quinquina en tête, tous ses succédanées, c'est-à-dire toutes les substances qui ont avec celui-ci, une analogie d'action; tels que les amers de tout genre, et en particulier le lichen d'Islande, le polygala amara, le phellandre aquatique, l'écorce et le gland du chêne, la germandrée, la petite centaurée, etc., toutes substances dont l'emploi est habituel chez ceux que la phthisie menace.

L'emploi de ces amers, de ces médicaments névrosthéniques, sera donc particulièrement indiqué quand la nutrition paraîtra languissante, et surtout quand cet abaissement d'énergie fonctionnelle sera arrivé au point de se mani-

fester par des troubles dans les voies digestives.
Mais on conçoit que l'influence de ces médicaments sera sans profit si en même temps qu'on
relève les forces assimilatrices, on ne fournit
pas à l'assimilation des matériaux suffisants et
d'un choix parfait. Le quinquina et les médicaments que nous venons de nommer ne nourrissent pas, ils mettent l'organisme en état de
se nourrir par une alimentation convenable. Ils
ne modifient pas directement la nature du sang,
ils donnent à l'économie la faculté de le modifier par l'alimentation. C'est donc à celle-ci
qu'il appartient d'apporter les éléments propres
à produire cette modification.

L'emploi de ces substances médicamenteuses
n'a par conséquent pour but que d'influer in-
directemei a la composition de nos humeurs
par l'intermédiaire du système nerveux. Mais si
cette voie indirecte ne suffit point, si l'altération du sang est si profonde et si compliquée
que les désordres qu'elle produit semblent devoir marcher plus vite que ne peut s'opérer sa
transformation, la thérapeutique nous offre encore des ressources, car elle nous fournit des

médicaments qui agissent directement sur les humeurs et sur le sang en particulier.

Mais avant tout, qu'avons-nous à corriger? en quoi consiste cette altération du liquide sanguin? Sommes-nous arrivés à la connaître suffisamment pour chercher à la modifier d'une façon rationnelle? Le sang des individus prédisposés à la phthisie ne renferme aucun élément hétérogène, ou au moins la présence d'un tel élément dans le sang n'a pas pu être découverte. Cependant son altération est manifeste par sa déviation de la proportion normale entre ses parties constituantes. Nous avons vu que cette déviation consiste dans la diminution du nombre des globules et dans celle de la quantité de l'albumine; nous avons vu de plus que les globules paraissent malades, incomplètement formés, insuffisamment colorés et animés.

Qu'on nous pardonne ces détails et qu'on ne s'imagine pas que nous les prenons d'une manière absolue pour la boussole de notre médication. Si en les prenant pour point de départ nous désirions arriver, en dernière analyse, au renversement des faits sanctionnés par une longue

expérience, si nous devions nous en servir
comme fondement de quelques médications nouvelles, nous ne nous sentirions pas autorisés
à le faire. Mais comme nous y trouvons le
moyen de nous rendre compte des résultats
acquis, comme avec leur aide nous comprenons
mieux les succès et les insuccès des médications
en usage, nous croyons que le lecteur ne peut
que profiter de ces interprétations et que le
guide du poitrinaire ne pourrait pas, sans for-
faire à sa mission, s'en abstenir.

Donc nous avons fait voir en quoi consiste
l'altération du sang dans l'état de prédisposition
à la phthisie tuberculeuse. Diminution des globules, maladies des globules, diminution de
l'albumine. Or, les médicaments qui paraissent
avoir une action directe sur ces altérations, ce
sont les ferrugineux, les diverses préparations
d'iode et les divers composés de soufre, de
chlore, de soude de potasse et de magnésie. De
plus, les substances qui renferment directement l'albumine et les globules, telles que les
graisses animales et le lait, la chair gélati-
neuse de certains animaux. On voit déjà, sans

que nous ayons besoin de les nommer, quelles
sont les substances médicamenteuses qui sont
comprises dans cette enumération, et on comprend que celles qui réuniront le plus grand
nombre des éléments en question auront le
plus de chances d'approcher du but qu'on cherche à atteindre. C'est ainsi que s'explique l'action de certaines eaux minérales, celle du petit
lait, contenant comme les sources minérales
des sels en dissolution dans un liquide anima-
lisé, celle du lait de divers animaux, celle des
graisses en général, et de l'huile de foie de
morue en particulier, à laquelle la présence
de l'iode donne une activité spéciale.

Le choix entre ces divers moyens n'est pas
aussi facile à établir que leur activité est aisée
à démontrer. Il doit surtout être décidé par l'appréciation médicale, par ce tact particulier qui
résulte chez le médecin d'une longue expérience
aidée par l'intelligence parfaite de la maladie
et du malade. Il existe cependant quelques traits
généraux qui peuvent servir d'indication et ce
serait laisser ce sujet incomplet que de ne pas
les signaler.

La diathèse tuberculeuse, ainsi que nous l'avons fait voir, n'a pas de caractère tellement tranchés qu'elle ne s'approche par quelques symptômes prédominants des autres diathèses contre lesquelles l'expérience s'est plus positive ment prononcée. Dans un cas il y aura prédominance de l'état lymphatique et une certaine parenté de situation avec les affections chlorotiques; dans un autre c'est la cachexie scrofuleuse qui sera plus spécialement manifeste; ici il y aura quelques manifestations du vice psorique, là, en remontant dans les antécédents de famille, on rencontrera ou on soupçonnera peut-être quelques complications de l'infection syphilitique ou des dispositions hémorrhoïdaires. Ailleurs des complications réelles existeront, les glandes lymphatiques seront engorgées ou bien le foie et les voies digestives seront atteintes, le système veineux abdominal prédominera, la peau n'agira point, etc.

Ce sont autant d'indications qui décident de la préférence qu'on accordera au fer; à l'iode ou à ces deux substances réunies dans l'iodure de fer. Au soufre ou à l'arsénic qu'on ren-

contre dans les thermes des Pyrénées, à Allevard, à Weilbach, au Mont-Dore, etc.; à l'iodure de potassium ou aux sources salines de
Soden, de Hombourg, de Kreuzenach, de Nauheim, de Salins; aux eaux de mer à l'intérieur, etc. Souvent on sera obligé de varier ces
médications, de les faire suivre les unes par les
autres, d'alterner entre plusieurs de celles que
les diverses complications auront indiquées; tout
cela selon la situation du moment et les modifications que présentera la marche de la maladie.

Nous voudrions pouvoir clore ce chapitre en
disant que le traitement préventif tel que nous
venons de le décrire produit souvent, sinon
toujours, d'heureux résultats. Malheureusement
une telle assertion s'éloignerait par trop de ce
qui existe réellement. Cependant nous ne dé-
passons pas les limites de la réalité en affir-
mant que les succès, tout en formant des exceptions à la règle, n'existent pas moins, et
qu'ils ont lieu plus fréquemment qu'on ne le
croit en général. Ce qui est certain aussi, c'est
que le nombre de guérisons s'accroîtrait infail-

liblement si les soins préservatifs étaient, plus souvent que cela n'a lieu, appliqués avec persévérance et entendement.

Encourager les familles à ne point se lasser dans l'application de ces soins; à ne point considérer comme inévitablement voués à la phthisie les sujets entachés de la prédisposition tuberculeuse; à combattre chez ces sujets les vices de la constitution sans se préoccuper de la médication spécifique qui est inconnue; à tenir compte de la prédominance des caractères qui impriment leur cachet spécial au tempérament du malade, pour baser sur les attributs de ce tempérament la médication toujours aidée par une hygiène sévèrement observée dès les premiers jours de la vie de l'enfant, c'était le but que nous cherchions dans tout ce que nous venons de dire. Pour atteindre ce but nous n'avons pas craint de faire envisager dans son entier le danger qui menace, en nous rappelant cette vérité qu'un danger prévu est à moitié évité.

—

CHAPITRE IV.

La phthisie confirmée. Le diagnostic et la marche de ses trois périodes. Leur traitement curatif.

—

Lorsque, malgré les efforts de l'hygiène et de la thérapeutique préventive, la diathèse tuberculeuse n'a pu être détruite en germe, quand la menace du danger s'est traduite en fait, le tissu pulmonaire se trouve envahi par cette production morbide que nous avons déjà fait connaître sous le nom de tubercule. L'état de la prédisposition est fini, celui de la maladie confirmée commence.

Nous avons déjà vu dans le chapitre précédent par quelles phases anatomiques passe ce produit pathologique qui est la cause matérielle de la phthisie. Nous l'avons suivi depuis son origine, lorsque, à l'état concret, état de crudité, il est déposé dans les vésicules pulmonaires, jusqu'à sa fin, celle des cavernes ulcérées qu'il laisse dans le poumon, quand, après s'être ramolli, il a été rejeté au dehors par l'expectoration. A ces trois phases: phase de crudité, celle de ramollissement et celle des cavernes; répondent les trois périodes ou trois degrés de phthisie admis par les auteurs. La phthisie au premier degré, c'est la présence des tubercules crus dans le poumon; la phthisie au deuxième degré ce sont les tubercules ramollis; celle au troisième degré, ce sont les tubercules expectorés, laissant à leur suite des excavations, des cavernes, dans l'épaisseur de l'organe pulmonaire.

Tout utile qu'elle soit dans la pratique, cette distinction ne nous paraît pas à l'abri de reproche. Elle n'est pas complète. N'est-on pas phthisique avant que le dépôt des tubercules dans les poumons ne se soit effectué? ne l'est-on plus quand la cicatrisation des cavernes s'opère? Et ces deux périodes, celle de la prédisposition et celle de la convalescence, ne devraient-elles pas, par leur réunion aux trois périodes admises, en porter le nombre à cinq? S'il ne s'agissait que d'une distinction spéculative et

sans une portée pratique réelle, il n'y aurait
aucune utilité de s'en occuper. Mais à ces différents degrés de la phthisie répondent des symptômes différents qui servent à reconnaître la
maladie; bien plus, la présence ou l'absence
de quelques-uns de ces symptômes modifie le
traitement. Il est donc important de s'entendre
sur la signification précise de ces divisions et
il aurait pu être utile de leur adjoindre celle
du début et celle de la fin pour former une in-
dividualité pathologique plus complète. Pour le
moment il suffit que nos lecteurs soient avertis
de ce qu'on entend par les trois degrés dont il
est si souvent question dans le langage usuel.

Toutefois il est bon de faire observer encore,
que ces trois degrés que nous venons d'assigner
à la phthisie, ne sont pas aussi tranchés dans
la réalité que pourrait le faire supposer les distinctions établies. La limite entre la première
et la deuxième, entre celle-ci et la troisième période de la tuberculisation, n'existe peut-être
jamais d'une façon absolue. Car, le plus souvent, le dépôt des tubercules ne s'opère pas
d'un seul coup; les premiers tubercules arrivent

déjà au ramollissement, quand de nouvelles concrétions se fixent dans le poumon, et lorsque
celles-ci se ramolliront à leur tour, il pourra
déjà y avoir des cavernes provenant de l'évacuation des tubercules les plus anciens. Cette complication dans la marche anatomique de la maladie en implique nécessairement une dans les
symptômes et dans la thérapeutique. Ce ne sera
donc réellement que la prédominance d'un de
ces états qui dessinera d'une manière plus précise la situation du malade et imposera au traitement une direction plus spéciale.

Ceci dit, prenons les trois périodes admises
pour en faire connaître les caractères et pour
indiquer ensuite les moyens curatifs qu'on doit
leur opposer.

Ce qui marque ordinairement le début de la
tuberculisation, c'est une petite toux sèche, res-
semblant à un commencement de rhume, et
tellement peu prononcée quelquefois, qu'elle
éveille à peine l'attention, ou si celle-ci y est fixée,
c'est pour faire remonter la cause de ce symptôme à un refroidissement, à une transpiration
arrêtée, à l'impression de quelques courant
d'air, etc.   8

Cependant ce *rhume*, cette indisposition si insignifiante en apparence ne se passe pas; la toux persiste; elle gagne en fréquence; elle se manifeste par quintes, surtout la nuit. Le malade éprouve quelques douleurs aux épaules ou dans d'autres points du thorax. Bientôt la toux s'humecte, on commence à cracher des matières mousseuses comme de la salive battue; c'est, dit-on, le rhume qui commence à mûrir. Plus tard ce rhume mûrit, les crachats deviennent plus épais, verdâtres et opaques.

Le plus souvent cet état dure assez long-temps, des mois entiers, quelquefois des années, avec des alternatives d'aggravation et d'amélioration, proportionnées en apparence à plus ou moins des soins qu'on a pu prendre ou à des changements de température de l'air, de son état de sécheresse ou d'humidité, des écarts de régime, etc. Quelquefois le malade paraît entièrement guéri, et son rétablissement dure jusqu'à ce qu'une rechute se manifeste; rechute qui à son tour est attribuée à quelque nouveau refroidissement. D'autres fois, dès le début, l'affection prend une marche très grave, la toux et l'expectoration augmentent, et les symptômes propres au deuxième et puis au troisième degré apparaissent. On est en présence de la phthisie aiguë, de la phthisie galopante, selon l'expression vulgaire, qui désigne à la fois et la rapidité de la marche et la gravité de la situation.

A ces symptômes du commencement de la maladie, se joignent d'autres, du côté des fonctions de la respiration, aussi bien que dans l'ensemble de l'organisme. Selon que la marche est lente ou rapide, la difficulté de respirer se fait longtemps attendre, ou est présente dès le début. La fièvre le plus souvent absente, n'apparaît communément que lors de l'exaspération de la toux et de la dyspnée. Ordinairement, elle présente des exacerbations quotidiennes qui sont quelquefois tellement tranchées qu'on peut se croire en présence d'une fièvre intermittente dûe à une infection paludéenne.

. Les hémoptysies accompagnent souvent, dès le commencement, la tuberculisation. Elles sont plus ou moins fréquentes et plus ou moins abondantes; quelquefois cependant elles n'ont

pas lieu du tout, et bon nombre de malades traversent cette première période , n'ayant rendu
que quelques crachats sanguinolents ou n'ayant
présenté aucune trace de sang dans leur expectoration.

Les symptômes que nous venons d'enumérer
forment un ensemble qui, comme on le voit,
n'offre rien de caractéristique. Combien de simples rhumes, de bronchites plus ou moins in-
tenses, se manifestent par les mêmes caractères et guérissent par les traitements ordinaires,
sans que les sujets qui en furent atteints présentent le moindre signe de phthisie pendant le
reste de leur vie? Mais si ces symptômes ne
constituent pas les traits caractéristiques de la
maladie, ils suffisent certainement pour fixer
l'attention et même pour donner l'alarme, chez
ceux surtout chez lesquels, en vertu de leurs
antécédents de famille, on était en droit de supposer la prédisposition. On doit donc s'empresser
d'examiner la poitrine avec le plus grand soin.
La palpation, la percussion et l'auscultation en
fournissent les moyens.

On conçoit à l'avance que les signes fournis

par ces trois modes d'exploration seront différents selon la manière dont la tuberculisation
s'opèrera. Si le nombre des tubercules est considérable et si leur dépôt se fait dans une portion peu étendue du poumon, les changements
que leur présence apportera dans le mode du
fonctionnement de cet organe, seront très sensibles, et l'oreille, ainsi que la main, les constate-
ront facilement. Lorsqu'au contraire, les tubercules sont peu nombreux, quand au lieu d'être
agglomérés en masses plus ou moins considérables, ils sont disséminés dans les diverses
portions du tissu pulmonaire, ils pourront modifier si peu la respiration qu'une oreille très
exercée et une ouïe très fine auront de la difficulté à en affirmer l'existence.

Quoi qu'il en soit, l'examen de la poitrine,
est basé ici sur la différence de densité qui existe
entre le poumon sain et le poumon malade, et
sur le bruit que produit l'entrée de l'air dans
les dernières ramifications des bronches et dans
les vésicules pulmonaires. Ce bruit est percep-
tible à la main et à l'oreille. Aussi, lorsqu'on
tient la paume de la main appliquée légère-

ment sur un point quelconque de la surface
thoracique d'un individu bien portant, on sent
un ébranlement spécial, une sorte de vibration correspondante à l'entrée, à la sortie et au
passage de l'air dans le poumon. Toutes les
fois donc et partout où l'air aura libre accès,
cette vibration sera perçue au même degré d'intensité, de même qu'elle sera diminuée ou dis-
paraîtra complètement, quand, sur un point quelconque, l'accès de l'air sera gêné ou ne pourra
pas avoir lieu.

Or, quand les tubercules infiltrent le poumon, l'air ne pouvant pénétrer dans les portions de l'organe où cette infiltration existe, la
vibration respiratoire n'existera pas dans ces
portions, et la main s'apercevra de son absence, pour peu que son tact soit exercé et
que l'explorateur compare attentivement les points
qui respirent normalement avec ceux où la respiration est lésée.

L'absence ou la diminution de la vibration
respiratoire sur un point du thorax constitue
donc un des premiers signes, en faveur de la
présomption de l'infiltration tuberculeuse. Nous

disons présomption, car il n'y a pas de certitude encore. Tout obstacle au passage de l'air peut produire l'absence de cette vibration, et cet obstacle pourrait, on le conçoit, dépendre d'autres causes que celle de la présence des tubercules, Ce signe ne forme donc qu'une des parties du diagnostic, lequel pour être fixé doit s'appuyer sur d'autres éléments d'exploration.

Avant tout, il s'agit de savoir si l'absence de la vibration concorde avec un accroissement de la densité; c'est-à-dire si l'obstacle au passage de l'air dans ce point dépend de la présence d'un corps solide, ou s'il n'est dû qu'à un défaut de contractilité dans les bronches et les vésicules pulmonaires, ce qui dans certains cas pourrait bien avoir lieu comme nous en avons fait voir la possibilité en parlant de l'emphysème..

Pour constater à quoi s'en tenir à cet égard, on a recours à la percussion du thorax. Tout le monde sait que lorsqu'on frappe de petits coups secs sur les divers points de la poitrine, celle-ci fournit une résonnance particulière qui dénote la présence de l'air dans le poumon. Cette résonnance a une sonorité spéciale qui

varie sur les différents points des parois thoraciques, mais qu'un explorateur expérimenté
connaît à l'avance. Or, lorsque cette sonorité
est diminuée ou quand elle a disparu pour
faire place à la mutité; quand, de plus, les
doigts de celui qui percute perçoivent une sen-
sation de dureté au lieu de celle d'élasticité
qu'ils auraient dû rencontrer, c'est preuve ir-
récusable que la cause qui a supprimé la vibration respiratoire est un obstacle matériel au
passage de l'air, obstacle qui par sa présence
a changé la densité du tissu pulmonaire.

On se confirme dans cette conclusion, quand
on aura observé ce qui se passe dans ce point
du poumon à l'égard de la voix du malade. En
appliquant l'oreille sur une poitrine saine et en
faisant parler le malade, on n'entend que faible-
ment sa voix, le tissu pulmonaire pénétré d'air
étant un mauvais conducteur du son. Mais lorsque ce tissu est devenu compacte par le fait de
la présence d'une matière solide dans son épaisseur, le son de la voix sera d'autant plus distinctement perçu que la densité de la partie
affectée sera plus considérable. Dans les cas

bien tranchés, ces signes, par leur évidence, ne pourront échapper à personne; mais lorsque l'infiltration est peu considérable, quand elle est disséminée ou quand elle a lieu dans les profondeurs du tissu pulmonaire et non près de la surface, les modifications qui en seront résultées ne se traduiront à l'observation que par des nuances fort délicates, qu'une fine oreille seule pourra saisir. C'est la perfection que l'ouïe a pu acquérir qui constitue ici la vraie spécialité, or cette perfection implique, outre la grande habitude acquise par l'exercice, la finesse native de ce sens, et de plus, l'âge auquel cette finesse n'a pas encore reçu l'atteinte des années. Cette remarque s'applique aussi bien à l'examen des bruits respiratoires perçus par l'auscultation dont il nous reste à parler.

On sait déjà, par ce que nous avons dit précédemment, que l'épanouissement des vésicules pulmonaires, occasionné par l'arrivée de l'air lors de l'inspiration, donne lieu à un bruit spécial, nommé bruit respiratoire. On a comparé ce bruit à celui que l'on entend en projetant quelques grains de sel sur des charbons allumés. Quoiqu'il en soit de cette comparaison, le vrai son de ce murmure n'est bien connu que de celui qui l'a fréquemment écouté. C'est aussi par l'étude persévérante de l'auscultation qu'on se met au fait de toutes les nuances que ce bruit présente selon l'âge des sujets, aussi bien que selon les diverses portions du poumon du même individu. Ce murmure qui a quelque chose de doux et de mou dans l'état normal, faiblit sensiblement quand une infiltration tuberculeuse peu considérable occupe le poumon. Une infiltration plus considérable produit des modifications plus sensibles; on constate alors une certaine dureté et une certaine sécheresse, comme si les vésicules pulmonaires, au lieu de se déplisser sans effort, étaient froissées en produisant des sons râpeux. A un degré plus avancé, ou quand l'infiltration tuberculeuse est plus considérable et plus agglomérée, on perçoit distinctement des craquements accompagnés de quelques râles que produisent les mucosités bronchiques agitées par l'air.

Outre ces modifications perçues par l'auscultation, modifications auxquelles on a donné des

noms très variés (puisqu'il n'en existe pas dans
le langage pour désigner d'une manière positive les divers caractères de sons), mais sur la
nature desquelles on s'entend cependant; outre
ces modifications, dis-je, on admet l'existence
de celles qui consistent dans le changement de
rapport entre la durée de l'inspiration et celle
de l'expiration. Cette dernière, dit-on, se trouve
sensiblement allongée et, de plus, elle prend un
caractère bronchique, c'est-à-dire qu'elle est accompagnée d'un souffle produit par le passage
de l'air dans les bronches. Ce signe, qui a pour
lui l'assentiment de Chomel, Louis et Andral,
est contesté par d'autres observateurs. Bien plus,
selon quelques-uns, et notamment selon le Dr
Pereyra, qui a recueilli un nombre imposant
d'observations à l'hôpital St-André, à Bordeaux,
ce ne serait pas l'expiration, mais l'inspiration
qui se trouverait allongée par la présence des
tubercules. On comprend qu'en présence d'une
telle contradiction, la valeur de ce caractère
sthétoscopique se trouve considérablement diminuée. Mais ce qui reste néanmoins comme caractère à observer, c'est l'altération de proportion

normale entre les deux phases de la respiration, quelle que soit celle de ces phases qui se trouve allongée ou abrégée.

Ajoutons encore, ce que certainement la plupart de nos lecteurs ont déjà compris à l'avance, que la valeur de tous ces signes fournis par l'auscultation, la percussion et la palpation du thorax, s'accroît en raison de leur nombre et de leur simultanéité; et que d'ailleurs, tout important que soient les résultats fournis par ces trois modes d'exploration, ils ne peuvent pas se passer de l'observation d'autres phénomènes dont la présence révèle aussi l'existence des tubercules dans les poumons. Nous avons déjà mentionné ces phénomènes, tels que l'état fébril, la dyspnée et la toux, nous n'y reviendrions donc plus, si ce n'était, qu'à l'égard de ce dernier symptôme et de ses caractères spéciaux, il nous paraît d'autant plus important de dire en quelques mots que ce symptôme est, sans contredit, celui qui frappe le plus les personnes étrangères à la médecine.

D'après M. Delaberge, cité par M. Sales-Girons, la toux d'une phthisie commençante produirait une tension douloureuse à l'épigastre, ce qui n'a pas lieu dans la bronchite. De plus « la toux qui est l'effet du dépôt des tubercules dans le poumon, se distingue de celle qui dépend d'une irritation passagère des bronches, en ce que la première est sèche, petite, répétée, courte, saccadée et pourtant sans fatigue de la part du malade, lequel peut vaquer impunément à ses occupations et même affirmer qu'il ne tousse pas, tandis que la seconde présente des caractères contraires.» Pour nous, en ce qui concerne cette tension douloureuse de l'épigastre, nous l'avons rarement constatée, de même que nous l'avons observée chez les individus qui n'étaient pas phthisiques. Quant aux autres caractères de la toux, nous ne pouvons pas les accepter non plus comme caractères pathognomoniques de la tuberculisation, parce que dans la pratique ces caractères sont en réalité trop variables. Au début de la bronchite, la toux est sèche aussi, de même qu'elle ne l'est pas toujours chez les tuberculeux chez lesquels l'irruption des tubercules est promptement accompagnée d'une augmentation de

la sécrétion des mucosités bronchiques. Quant
aux autres distinctions, nous n'hésitons pas à
dire qu'elles ne sont pas plus infaillibles, et
nous croyons être dans le vrai en disant que
dans tous les cas la toux a surtout quelque
chose d'individuel, comme la voix et la parole,
et qu'il convient de tenir compte de ces différences, qui dépendent plus du malade que de la
maladie. Mais ce qui est sûr néanmoins, c'est
que, si avec ces distinctions coïncide celle que
nous avons déjà mentionnée et que fournit l'auscultation, le doute devient impossible. Or, l'auscultation d'après ce que nous avons dit, fait
percevoir, lors de la toux, un retentissement plus
sonore à l'oreille de l'observateur, quand il y a
des tubercules, que lorsqu'il n'est question que
d'une simple irritation. Ce caractère est donc
d'une grande valeur pour le diagnostic.

Ce qui confirme encore celui-ci, c'est la
présence des hémoptysies. Ce n'est cependant
pas que celles-ci ne puissent avoir lieu sans
qu'il y ait des tubercules ou qu'elles existent
constamment chez les tuberculeux. Mais quand
elles se manifestent chez ceux chez lesquels les

symptômes déjà énumérés de la tuberculisation ont été constatés, celle-ci acquiert le plus haut degré d'évidence.

Ces hémoptysies sont plus ou moins abon-dantes et plus ou moins fréquentes. Elles coïn-cident avec l'exaspération de la toux et de la dyspnée qui, calmées pour quelque temps, re-viennent à des intervalles plus ou moins rap-prochés. C'est que l'infiltration tuberculeuse se fait aussi avec des temps d'arrêt. Habituelle-ment sa marche est lente, elle peut durer quel-quefois des années. Après un premier dépôt de tubercules la santé paraît revenir, lorsque le changement de saison ou une cause apparente quelconque en provoque un autre; puis le ma-lade se rétablit encore, jusqu'à la nouvelle in-filtration et ainsi de suite. D'ordinaire, à chacune de ces atteintes la santé décline de plus en plus, jusqu'à ce que son altération révèle le commencement de la deuxième période.

Quelquefois cependant ce déclin est beau-coup plus rapide. L'infiltration tuberculeuse abondante surprend le poumon violemment; cet organe est envahi d'un coup; il s'y développe

une irritation qui marche rapidement et conduit le malade, à travers les trois périodes, au
tombeau. C'est la phthisie aiguë que nous avons
déjà nommée.

On conçoit avec quelle facilité cette différence dans la marche de la tuberculisation conduit les malades et leur famille à des fausses
appréciations à l'égard des moyens qu'on emploie et vis-à-vis des médecins qui dirigent le
traitement. Les succès antérieurs ne disent rien
pour les succès à venir, et tels moyens qui
ont réussi à la première ou à la seconde atteinte seront impuissants contre les suivantes.
De plus, que de fois on peut affirmer avec
raison que le poumon n'est pas atteint et être
contredit par celui qui, examinant à quelques
semaines d'intervalle, affirmera le contraire avec
tout autant de raison. On est donc facilement
exposé à passer pour avoir méconnu un mal
trop visible et à n'avoir pas averti à temps du
danger qui menace. Nous n'avons vu que trop
d'exemples de ce genre et n'éviterions-nous aux
médecins que ces déboires, qui résultent pour eux
de l'injustice et de l'ignorance des malades, que

déjà serions-nous justifiés d'avoir touché aux détails qui précèdent.

La deuxième période de la phthisie coïncide, au point de vue anatomique, avec le ramollissement des tubercules. Or, ce ramollissement est le résultat d'un travail morbide spécial. Quelle est la nature de ce travail? Est-il comme le ramollissement des tissus normaux un des termes de l'inflammation? Cette inflammation a-t-elle lieu dans le tubercule lui-même, ou n'existe-t-elle que dans les portions du poumon qui l'avoisinent? N'importe, elle existe, sinon toujours, très-fréquemment au moins, et elle se traduit à l'observation par l'aggravation de tous les symptômes de la première période. La toux devient plus fréquente, la dyspnée plus forte et plus pénible; l'état fébrile augmente, particulièrement vers le soir, et déjà les sueurs nocturnes commencent; les douleurs sur les divers point de la poitrine gagnent en fréquence et intensité; elles sont souvent occasionnées par de véritables points pleurétiques; l'expectoration devient plus abondante, change de nature et on aperçoit dans les matières rejetées des stries jaunâtres, quelquefois

9

de petits grumeaux comme de riz crevé, le tout accompagné d'un liquide spumeux; le poids spécifique do ces matières a augmenté, elles vont au fond de l'eau ou se maintiennent entre deux couches du liquide, laissant à la surface les mucosités écumeuses.

Pour ce qui concerne l'état général, là aussi des changements progressifs et très marqués s'opèrent. Les digestions s'altèrent et la maigreur commence à donner à la physionomie cet aspect caractéristique que tout le monde connaît. De concert avec l'amaigrissement, marche la décoloration de la peau qui prend un teint de plus en plus pâle, ne conservant de sa couleur primitive qu'un peu de rougeur aux pommettes. Le teint du visage s'altère peu à peu; cependant la physionomie exprime moins de crainte; c'est que déjà le moral change et un excès de confiance et d'espérance, que la Providence semble avoir accordé aux phthisiques, à titre de compensation, remplace les inquiétudes qui accompagnent d'ordinaire le début de la maladie et qui se manifestent surtout lors des hémorrhagies.

L'auscultation et la percussion fournissent les signes de la première période, mais plus marqués et plus évidents; ces signes concordent avec une déformation visible des parois du thorax, lequel se creuse de plus en plus sous les clavicules. Le son mat de ces régions est devenu plus prononcé. La voix du patient s'est affaiblie; elle est devenue rauque et ne peut être soutenue sans fatigue; et cependant son retentissement, pour l'oreille de celui qui explore, a plus de force; il y a ce qu'on appelle la bronchophonie. Quelquefois des douleurs vives dans la région du larynx se manifestent. Le bruit de craquement a pris quelque chose d'humide; il est accompagné de divers râles que produit le déplacement par l'air de la matière tuberculeuse ramollie et des mucosités bronchiques dont la quantité s'est considérablement accrue.

Si on augmente par la pensée les symptômes de cette période, si on se rend compte des changements physiques que l'expulsion des tubercules ramollis doit avoir produits, on devinera déjà les signes du troisième degré de la phthisie. On comprendra que les râles perçus par l'auscultation et dûs au déplacement d'une matière épaisse dans des cavités encore remplies, auront cédé la place à des bruits d'une autre nature. Le liquide purulent des cavernes, agité par l'air, produira une sorte de gargouillement, qui donnera à l'oreille la perception de l'état de ces cavernes, quant à leur volume et leur degré de plénitude ou de vacuité. Le retentissement de la voix sera tel que celle-ci semblera venir directement de la poitrine à travers ses parois, c'est ce qu'on appelle la pectoriloquie qui a remplacé la bronchophonie. La percussion ne donnera plus le son mat comme cela avait encore lieu à la deuxième période; les cavernes remplies d'air fourniront un son clair, et, si elles se trouvent près de la surface, ce son aura quelque analogie avec celui que fournit la percussion d'un pot fêlé.

En même temps que tous ces signes physiques existent, les symptômes fonctionnels augmentent peu à peu de gravité. La toux devient incessante, la dyspnée est extrême. Les douleurs du larynx acquièrent, chez quelques sujets, un haut degré de vivacité; parfois, la voix s'éteint complètement, et l'altération de l'épiglotte peut être telle que la déglutition des aliments est devenue impossible.

Les crachats qui jusqu'à présent avaient une certaine consistance et une forme globulaire, se présentent sous l'aspect d'un liquide purulent. Les sueurs nocturnes deviennent continues. L'appétit est nul, la diarrhée permanente, l'amaigrissement et la faiblesse font des progrès; tout dénote que la résorption de la matière tuberculeuse a infecté l'économie. Aussi, celle-ci arrive bientôt à cette émaciation squélétique, à ce desséchement et à cette flétrissure qui ne justifient que trop la dénomination de *phthisie* qu'on a conservée à cette affection.

Dans la grande majorité des cas, hélas! cet effrayant tableau, on le conçoit, a une issue funeste. Le malade meurt, dans un état de sécurité et d'illusion qui ne font qu'augmenter ce qu'il y a de navrant pour ceux qui assistent aux derniers moments des phthisiques. Rarement, sans contredit, cette illusion devient une réalité, mais elle a cependant la chance de l'être, et cela surtout lorsque les lésions pulmonaires n'ont pas été trop vastes. Les cavernes ulcérées du poumon ne sont pas absolument incurables. Lorsque leur étendue est telle que l'économie peut résister, la nature en opère la cicatrisation; la vie peut être conservée et la santé peut revenir. L'intervention de l'art acquiert alors une grande importance, elle a surtout un rôle à jouer par les efforts qui doivent tendre à empêcher l'irruption trop brusque et trop simultanée des tubercules dans le poumon. Si on peut en effet rendre la tuberculisation graduée et progressive, si on peut enrayer la marche des lésions, en limiter l'étendue, on peut avoir l'espoir de voir ces lésions marcher vers la guérison. L'existence des cicatrices d'anciennes cavernes constatée par les autopsies le démontre; les cas de rétablissement des poitrinaires arrivés au troisième degré le prouvent. Et ces rétablissements seraient-ils encore plus rares qu'ils ne le sont en réalité, que le devoir commanderait la lutte jusqu'au dernier souffle de la vie, et qu'il interdirait surtout de prononcer l'arrêt fatal de l'*incurabilité* de la phthisie. Mot aussi inexact que terrible, puisqu'il sème le découragement, paralyse les efforts et augmente, par cela même, le nombre de victimes.

Mais il y a plus, c'est que l'intervention des soins médicaux ne se borne pas à cette lutte extrême, elle peut en prévenir les tristes péripéties; elle peut enrayer la marche de la phthisie, s'opposer à ses progrès et arrêter la tuberculisation déjà effectuée. Comment cette intervention s'exerce-t-elle, quels sont les moyens que la médecine met en œuvre pour s'assurer cette victoire difficile, mais non impossible certainement? C'est ce que nous avons à examiner.

Lorsque malgré les efforts dont le but était de vaincre la prédisposition, on se trouve vaincu par la maladie; lorsqu'on voit apparaître les premiers symptômes de la tuberculisation du côté du poumon, cela n'est pas une raison pour ralentir la lutte. C'est au contraire un motif pour redoubler de soins et d'attention. Ce qui n'a pas pu être obtenu en totalité, peut l'être en partie: la marche de la tuberculisation peut être ralentie, ses progrès peuvent être rendus moins rapides, son intensité et son étendue peuvent être diminuées. Il faut donc persévérer dans les moyens que, par les raisons que nous avons exposées, on a cru devoir adopter à titre des moyens préventifs; il faut rendre la direction hygiénique plus sévère et plus soutenue encore; et, dans ce que cette direction exige, s'attacher surtout à éloigner toute cause d'excitation du côté des voies respiratoires. C'est alors que les refroidissements et les rhumes qui en sont la conséquence doivent surtout être évités; c'est alors que le froid et l'humidité, causes si fréquentes des bronchites, doivent être fuis; que l'air doux, salubre et tiède de certaines contrées méridionales doit être recherché; que le régime, les vêtements, le genre de vie doivent tendre à assurer le repos et la régularité de toutes les fonctions en général, et de celle de la respiration en particulier.

Le thérapeutique doit aussi venir en aide à l'hygiène. Outre les ressources qu'elle avait déjà mises en œuvre pour combattre les caractères saillants qui accompagnaient les prodromes de la maladie, outre la lutte contre les symptômes des scrofules, des signes du rachitisme, de la prédominance des attributs du tempérament lymphatique ou chlorotique, l'action des médicaments peut s'adresser directement à la tuberculisation. La marche de la maladie prouve que la diathèse tuberculeuse créе dans l'économie une tendance particulière à la dissolution des humeurs organiques, à la pourriture générale selon l'expression des anciens; d'un autre côté, l'étude anatomique des cas heureux démontre, que les tubercules, au lieu de marcher vers le ramollissement, prennent quelquefois une direction opposée; qu'ils se durcissent, se solidifient et demeurent sous formes des concrétions calcaires dans le poumon; que celui-ci s'en accommode à la longue, et que la présence de ces concrétions devient inoffensive à la santé.

S'opposer à la première de ces tendances, favoriser la seconde. Prévenir ou atténuer l'altération des liquides, aider la nature dans la transformation des tubercules en état solide, voilà donc les deux indications capitales qu'il ne faut point perdre de vue.

Pour remplir la première de ces indications il existe des médicaments qui tout anciens qu'ils

soient ne doivent pas être abandonnés. Nous
voulons parler des balsamiques.

Nos devanciers, qui n'étaient pas aussi empiri-
ques qu'on veut bien le supposer, ont dû
prendre l'idée de l'action des balsamiques dans
les effets qu'ils leur ont vu produire contre la
décomposition putride de la nature morte. Le
nom de baume (*balsan* en arabe, balsamon et
balsamum, en grec et en latin) et celui d'em-
baumer, prouvent suffisamment cette origine.
N'importe d'ailleurs le point de départ de ces
idées thérapeutiques, ce qui, est certain, c'est
que les écrits des anciens fourmillent des succès
qu'ils ont obtenus dans les phthisies par l'u-
sage de ces médicaments. La médecine de nos
jours, forte des résultats que lui a fournis l'a-
natomie pathologique, s'appuyant sur les renseignements qu'elle y a puisés pour dégager
de la phthisie des anciens tout ce qui n'appar-
tenait pas à la tuberculisation, est venue nier
ces guérisons. On ne connaissait pas autrefois
la tuberculisation, ce n'était donc pas cette affection, mais bien une foule d'autres, confondues
avec elle, qui ont été guéries par les balsami-

ques. En serait-il réellement ainsi, l'opportunité de cette médication dans la phthisie tuberculeuse ne serait pas moins fort indiquée. Est-ce, en effet, le tubercule proprement dit qui conduit le malade au tombeau? Non, puisque dans certains cas il se solidifie dans le poumon et devient inoffensif, et puisque dans d'autres cas, après l'existence des cavernes, la cicatrisation de celles-ci s'opère et la santé revient. L'anatomie pathologique ne nie pas ces deux genres d'heureuses terminaisons. Donc si cela est ainsi, ce qui dans la phthisie est le plus à craindre, c'est l'intoxication putride. Or, si les balsamiques sont des agents anti-putrides pour la nature vivante, comme ils le sont pour la nature morte, s'ils peuvent vaincre la décomposition de nos humeurs ou s'y opposer, comme ils s'opposent à la putréfaction des cadavres, dont les restes intacts ont traversé les siècles, leur opportunité ne saurait être mise en doute. S'ils ne guérissent pas la tuberculisation, mais s'ils empêchent la décomposition générale, et s'opposent à la flétrissure, à l'émaciation, au desséchement qui en sont la conséquence, cela suffit pour recourir à leur emploi et pour affirmer qu'en définitive, quand ils ont réussi, c'est bien la phthisie qui a été guérie avec leur concours.

La myrrhe, le galbanum, l'opopanax, la gomme ammoniaque, le sagapenum, l'assa fœtida, le baume de la Judée ou de la Mecque, le goudron, etc., sont autant de substances qui, chez les anciens, jouaient un très grand rôle dans le traitement de la phthisie. La découverte du Nouveau Monde est venue grossir encore le nombre de ce genre de remèdes, en y ajoutant le baume de Tolu, le baume du Pérou et d'autres résines balsamiques, qui, entre les mains des médecins plus rapprochés de nous, ont paru jouir aussi de vertus antiphthisiques incontestables.

Quoiqu'il en soit, celui de tous ces médicaments, qui seul, ou à-peu-près seul, a résisté aux transformations des idées médicales c'est le goudron. On a reproché, non sans raison, aux autres balsamiques d'être échauffants, c'est-à-dire de produire à la longue un état d'excitation, qui chez les phthisiques doit être évité. Or, comme leurs effets antiseptiques ne peuvent guère avoir quelque importance que par leur emploi prolongé,

leur usage ne pourrait pas être exempt d'inconvénients; inconvénients que le goudron ne présente point. On leur a reproché aussi d'être
sujet à la falsification, ce qui de nos jours,
avec les progrès et le développement des idées
commerciales, n'est malheureusement qu'un fait
trop fréquent pour les substances d'une prove-
nance éloignée et d'un prix un peu élevé. Avec
quoi pourrait-on falsifier le goudron? Il est vrai
que le génie industriel de notre époque ne re-
cule devant rien; qu'après avoir, par exemple,
sophistiqué le café par la chicorée, il a sophistiqué la chicorée par des substances moins coû-
teuses encore; mais il n'est pas moins certain
cependant, qu'il est plus facile de se procurer
du goudron authentique que d'une autre substance quelconque parmi celles que nous avons
nommées. D'ailleurs le goudron les remplace
avec avantage, son emploi, pendant des mois et
des années, ne présente aucun inconvénient et
le nombre des succès qu'on lui doit s'accroît
sans cesse.

L'emploi du goudron ou de ses analogues,
c'est-à-dire de bourgeons du sapin et des pi-

gnons de pin, très en crédit aujourd'hui, remonte du reste, à la plus haute antiquité. M. le docteur Sales Girons, qui a consacré un grand chapitre de son ouvrage à l'étude de ce médicament, cite à propos de son histoire, de curieux documents. Voici entr'autres, la traduction d'une inscription grecque, trouvée par Gruter; inscription qui date peut-être de plus loin que l'époque d'Hippo-crate : « Sanguinem vomenti Juliano, desperato » ab omnibus hominibus, ex oraculo respondit » Deus: veniret et ex ara *nuces pineas* acciperet » et in melle comederet per triduum. Convaluit » et veniens publicè gratias egit coram populo.» « Julien crache le sang en abondance; les mé-decins en désespèrent; l'oracle consulté lui ré-pond: qu'il doit s'approcher de l'autel et y prendre des pignons de pin qu'il mangera avec du miel. Ce qu'ayant fait, Julien guérit et re-vint rendre grâces en présence du peuple. »

Or, ce document est largement appuyé par ce que nous trouvons dans les écrits de nos pré-décesseurs. Le fameux remède antiphthisique d'Hippocrate était composé de pignons de pin mêlés au galbanum et au miel attique. Le vinum picatum de Dioscoride, copié et répété par Celse et Pline, plus tard la bière sapinette d'Hoffmann, les pilules antiphthisiques de Cullen, composées de goudron et de la poudre de la racine d'aunée, le baume de Carpathes ou celui de Hongrie, etc., sont autant de témoignages que de tout temps des vertus spéciales ont été attribuées aux principes contenus dans les conifères et dans le sapin en particulier, cet « *arbor electa et prophetica* des livres saints, le *semper vivens* et *semper virens* des anciens, l'arbre consacré, aux temps mythologiques, à Cybèle, déesse du principe de la vie organique. »

Aujourd'hui l'arbre de Cybèle fournit à la thérapeutique plusieurs éléments médicamenteux dont l'usage se répand de plus en plus. Les bourgeons de sapin sont fort usités en infusion sous forme de tisanes; ils entrent dans la composition des sirops et des pâtes pectorales. L'eau de goudron, dont la vogue est due surtout à Berkeley, évêque de Cloyne, est largement employée chez les phthisiques. Mais entre toutes ces préparations, les fumigations de goudron dont Billard constata par hasard l'efficacité et qui entre les mains de Crichton eurent plus tard une si grande vogue, sont, sans contredit, le moyen le plus puissant pour aider à la cicatrisation des parois ulcérées des cavernes pulmonaires. Le médicinal naphta et la créosote, deux produits de la distillation du bois de pin, jouissent aussi en Angleterre d'une réputation basée sur des faits heureux et nombreux. La décoction des aiguilles de sapin défraye, à titre de bains toniques, plusieurs établissements allemands; la substance textile, une espèce de laine végétale, extraite du résidu de cette décoction, sert à préparer des tissus auxquels on attribue des vertus fortifiantes. Les bains des vapeurs de la résine du sapin jouissent, dans quelques contrées de la France, d'une vogue dont l'expérience ne fait que confirmer le mérite. En voilà plus qu'il ne faut pour démontrer que les principes médicamenteux du sapin sont largement mis à profit, et que, sous ce rapport, la thérapeutique moderne ne le cède en rien à celle des anciens. C'est qu'il n'y a peut-être pas de médicaments plus à la portée de tout le monde, et il n'y en a certainement pas dont l'usage puisse plus sûrement conduire au but et être plus exempt d'inconvénients.

Pour ce qui concerne l'usage médical de l'eau de goudron, elle a eu le sort habituel de tout agent thérapeutique dont on a d'abord trop exalté le mérite. Vantée à l'excès par Berkeley, puis par Hales, Reid, Prior en Angleterre, par Cartheuser à Francfort, elle tomba assez promptement en France au nombre des remèdes de bonnes femmes. Ainsi classée par les médecins, elle n'a pas moins obtenu des mentions honorables de la part de tous les auteurs dont les œuvres thérapeutiques font autorité dans la science. « Elle excite légèrement le ton de l'estomac; elle augmente à un faible degré la fréquence du pouls, la chaleur générale, la transpiration et la sécrétion urinaire. Elle paraît influer sur l'état du système nerveux (Schwilgué)». « C'est certainement une des boissons les plus recommandables dans tous les flux muqueux et mucoso-purulents, principalement dans ceux de la membrane trachéobronchique, on peut même dire dans toutes les phlegmasies chroniques des membranes muqueuses, ulcératives ou non (Trousseau). » Voilà un

10

remède de bonnes femmes qui a des vertus assez positives, ce nous semble; il tarit les flux mucoso-purulents des bronches; il rend des services dans toutes les phlegmasies chroniques, mêmes ulcératives des membranes muqueuses, il éveille l'appétit, il augmente la sécrétion de la peau et celle des reins; il agit favorablement sur le système nerveux; et, de plus, nous savons qu'il est un agent anti-septique par excellence, du moins telle est son action à l'extérieur; les succès récents du mélange de goudron et de chaux dans les pansements des plaies putrides en fournissent le témoignage. Plût à Dieu que la pharmacopée des bonnes femmes nous fournît beaucoup de médicaments de cette nature, car un des grands avantages du goudron, c'est qu'il ne s'oppose à l'usage d'aucune autre médication. Employée comme boisson ordinaire, l'eau de goudron s'associe parfaitement avec l'iode chez ceux chez lesquels la prédominance des scrofules en commande l'usage, avec le fer chez les tuberculeux chlorotiques, avec les sels minéraux et les eaux minérales de toute espèce. N'aurait-elle que la vertu d'entretenir tout dou-

cement l'activité de la sécrétion cutanée et ré-
nale, de stimuler l'appétit, d'équilibrer l'action
du système nerveux, que déjà, chez les malades
qui nous occupent, elle rendrait d'éminents services. La valeur de ces services nous est tellement prouvée par notre propre expérience, que
s'il était permis, dans l'état actuel de la science,
de proclamer un médicament quelconque comme
spécifique de la tuberculisation pulmonaire, c'est
le goudron qui serait pour nous ce médicament. Devons-nous l'origine de cette conviction
au souvenir du fait dont le récit a occupé les
premières pages de ce livre? n'importe. Nous
employons largement l'eau de goudron depuis
plus de vingt ans et nous pouvons affirmer
avoir eu souvent à nous louer de la préférence
que nous lui accordons.

C'est l'eau de goudron qui remplit le mieux,
à notre avis, cette indication capitale que nous
avons mentionnée en commençant à parler du
traitement de la première période de la phthisie. L'indication de combattre la tendance à la
putridité, et de conjurer, s'il est possible, le danger qui menace les phthisiques aux phases suivantes de cette maladie.

La seconde indication, celle d'aider à la solidification des tubercules, de s'opposer à leur
ramollissement et de chercher à enrayer ainsi
la phthisie à sa première période, ne peut être
rationnellement remplie que par l'usage des médicaments qui peuvent, par leur présence dans
l'économie, accroître la prédominance des éléments que l'on rencontre dans la matière tuberculeuse concrète. Rappelons-nous ce que nous
avons dit à ce sujet en parlant de l'anatomie pathologique de la tuberculisation. Les tubercules
ramollis, comme ceux qui se sont solidifiés, ont
la même composition chimique. L'analyse fournit
de la matière animale combinée avec le muriate de
soude (sel de cuisine), le phosphate de chaux, le
carbonate de chaux et quelques traces de fer. La
différence gît dans les proportions. Les matières
minérales qui entrent dans la composition du
tubercule mou dans la proportion de deux
pour cent, s'élèvent jusqu'à 96 pour cent dans
celui qui s'est durci. Or, ces matières minérales nous venons de les nommer, et en les
nommant nous avons déjà indiqué, sinon l'action complète, du moins une partie de l'action

des médicaments dont l'usage, dans le premier degré de la phthisie, est habituel. Les succès de quelques préparations anciennes dans lesquelles entraient les yeux d'écrevisses et la corne de cerf (phosphate de chaux), le mérite qu'on attribue au phosphate de fer, à l'usage intérieur de l'eau de mer (muriate de soude), à celui du petit lait pur ou combiné avec les eaux minérales (phosphate de chaux, phosphate de magnésie, chlorure de potasse, chlorure de soude, phosphate de fer) ; à celui de certaines eaux minérales elles-mêmes, telles que les eaux de Soden (chlorure de sodium, carbonate de chaux, carbonate de fer), les eaux de Hombourg (chlorure de sodium, chlorure de magnesium, carbonate de chaux, carbonate de fer), la Mutterlauge de Kreuzenach, de Salins, de Nauheim, composées principalement de bromures de sodium et de magnesium, en fournissent le témoignage. Que l'action de tous ces agents thérapeutiques soit fort complexe, que quelques-uns d'entr'eux influent sur la santé en donnant de l'activité aux fonctions des voies digestives, d'autres à celles de la peau; que le déplacement, l'hygiène ali-

mentaire et l'exercice entrent pour beaucoup
dans les heureux effets qu'ils produisent, tout cela
ne peut être nié; mais il y a au moins une
singulière analogie entre les principes consti-
tuants de ces eaux minérales, du petit lait et
des médicaments que nous venons de nommer,
et les éléments minéraux que l'analyse chimique
découvre dans les tubercules. Or, cette analogie permet de croire qu'un des effets de ces
médicaments est, d'accroître dans l'organisme la
proportion des sels minéraux, et de fournir ainsi
à l'évolution tuberculeuse les éléments nécessaires pour que la solidification puisse avoir
lieu. Que cette transformation soit complète ou
partielle, le bien qui en résultera sera toujours
fort grand, parce que, s'il n'est pas suffisant pour
enrayer la phthisie dans sa première période, il
pourra au moins, en diminuant la gravité des
périodes suivantes et en plaçant l'économie dans
des conditions favorables, préparer les voies au
rétablissement des malades.

A part les deux indications curatives dont il
vient d'être question, il en est d'autres qu'il
ne faut point perdre de vue. Celles-ci ont pour

but de maintenir la respiration à l'abri de toute
fatigue, de créer aux poumons des conditions
de repos relatif et de les mettre hors d'atteinte
de toute cause d'irritation à laquelle ils sont
déjà si disposés. Or, ici se place en première
ligne l'influence du climat. Le froid est l'ennemi
des poitrinaires, non seulement parce qu'en diminuant l'activité des fonctions de la peau, il
oblige les organes de la respiration, organes
solidaires dans l'accomplissement de ces fonctions, à un surcroît d'action; mais encore, parce
que les pertes du calorique auxquelles l'abaissement de la température atmosphérique expose,
devant être réparées, et cette réparation ayant
pour point de départ le poumon, celui-ci se
trouve par ce fait dans la nécessité de déployer
une énergie au-dessus de ses facultés. Nous pouvons en dire autant des conditions de l'humidité qui, comme on sait, s'opposent à l'évaporation, et enchaînent particulièrement celle de
la surface cutanée. On entrevoit déjà quels seront
les attributs climatériques des contrées qu'on
choisira de préférence pour le séjour des poitrinaires pendant la saison d'hiver. Nous en

parlerons avec plus de détails dans le chapitre suivant:

Une autre condition du repos pour la poitrine malade, c'est la diminution de cet état d'excitation que la présence du produit pathologique dans le tissu du poumon provoque. Cet excitation se traduit par la toux, et la toux n'est pas ici l'expression d'un besoin d'expulsion; celle-ci ne peut pas avoir lieu; le *rhume* n'est pas *mûr*; la toux en effet est sèche; elle amène tout au plus quelques mucosités que fournissent les bronches. Or, la toux, nous l'avons dit, vient de l'action reflexe des nerfs. L'irritation pulmonaire est transmise au centre nerveux, à la moëlle épinière; celle-ci y répond en faisant agir les nerfs qui président aux contractions des fibres musculaires. Contractions, en quelques sortes convulsives, qu'il s'agit de calmer par l'emploi des substances qui paralysent la contractilité. C'est le moment d'user de ces substances, aussi sont-elles d'ordinaire largement employées sous le nom de calmants, d'antispasmodiques, de narcotiques; l'opium, la jusquiame, la belladone, etc., sont de ce nombre. Qui pourrait énumérer la quantité des préparations diverses: potions, sirops, pâtes, tablettes, etc., dans lesquels ils entrent?

L'action de ces calmants sera favorisée par l'emploi de ce qu'on appelle les délayants, et ici appartiennent les innombrables tisanes qui ont pour but de dissoudre les mucosités bronchiques et d'en rendre l'expectoration plus facile; ces moyens agissent aussi comme stimulants de la peau, et font ainsi un contre-poids utile à l'activité de la muqueuse pulmonaire.

Quand la phthisie du premier degré passe à sa deuxième période, lorsque le tubercule solide jusqu'alors commence à se ramollir, le poumon se trouve exposé à des irritations dont les symptômes se manifestent sans cesse. C'est le travail de ramollissement, véritable travail phlegmasique dont le tubercule est le siège, qui se propage au poumon, aussi celui-ci est-il fréquemment atteint d'inflammation, qui peut occuper ses diverses parties constituantes, et donner lieu à des bronchites, des pleurésies, des pneumonies, des hémoptysies, qui constituent une grave complication dans l'état des phthisiques.

Chercher à prévenir ces complications est, sans contredit, ce qu'il y a de plus important, mais c'est certainement aussi ce qu'il y a de plus difficile. Le mot inflammation éveille dans l'esprit l'idée de plénitude par excès de sang, et l'idée d'un certain degré d'échauffement (qu'on nous passe le mot) dans l'état du sang lui-même. De là à l'emploi des moyens qui diminuent et cet excès de vitalité et cet excès de quantité du liquide sanguin, la voie est toute naturelle, c'est aussi ce qui est fait d'ordinaire chez les sujets pléthoriques disposés aux phlogoses. Les saignées générales ou locales, les boissons délayantes et rafraîchissantes à hautes doses, sont employées à titre de préservatifs et comme principaux moyens de traitement lorsque l'inflammation est présente. Rien de pareil ne peut être tenté chez la plupart des phthisiques, car la dépression générale des forces s'oppose chez eux à toute tentative d'un traitement antiphlogistique, et surtout à l'emploi de ce traitement comme moyen prophylactique.

Pour comprendre comment cette prophylaxie doit être conduite chez les poitrinaires, le lecteur voudra bien nous permettre quelques mots sur la nature de l'inflammation.

Ubi stimulus ibi fluxus, c'est un axiôme aussi vieux que la médecine elle-même. Partout où, par une cause quelconque, se produit une stimulation insolite, le sang afflue, il y a fluxion. Or cette fluxion ayant lieu dans les vaisseaux capillaires qui n'admettent dans l'état ordinaire que des quantités extrêmement minimes du liquide sanguin, on conçoit que, cette quantité étant augmentée, il se produira dans les réseaux capillaires du point stimulé et fluxionné des embarras de circulation; le sang s'arrêtera et s'accumulera autour des obstacles. Cette accumulation donnera lieu à une augmentation de volume, à la douleur provenant de la pression exercée sur les branches nerveuses de la partie affectée, et à une augmentation de la chaleur qui résulte nécessairement d'un excès des molécules sanguines dont la température est élevée. Gonflement, douleur et chaleur, voilà en effet les trois caractères de l'inflammation locale, caractères que l'on constate parfaitement dans toutes les inflammations extérieures et que tout le monde connaît suffisamment. Lorsque l'inflammation est étendue ou quand elle a lieu dans un organe très sensible et ayant des rapports très intimes avec les centres nerveux, l'économie tout entière s'en ressentira. La douleur transmise au cerveau stimulera le cœur, dont les mouvements précipités se traduiront par ce qu'on appelle la fièvre.

Ce qu'il y a d'important à savoir pour adopter la conduite qu'on doit tenir alors, c'est d'apprécier tous les éléments dont l'inflammation se compose. Cette conduite, en effet, en face d'un fait qui est toujours le même quant à son expression finale, est loin de pouvoir être la même, parce que ce fait diffère quant aux circonstances qui l'accompagnent.

Dans les inflammations qu'on appelle les inflammations franches, il y a pléthore, excès de sang, et, de plus, il y a dans le sang un excès de vitalité, une disposition à l'état phlogistique. En outre, localement, il y a, dans les vaisseaux capillaires un état de spasme, une espèce de contraction qui s'oppose à la progression du sang accumulé et, par conséquent, au dégorgement de la partie. Aussi on diminue la quantité du sang par la saignée, on rafraîchit le sang par les boissons délayantes, on cherche à dégorger la partie affectée par la soustraction locale du sang à l'aide des sangsues ou des scarifications, en même temps qu'on combat la disposition au spasme des capillaires en employant de l'opium à l'intérieur, et localement en ayant recours aux cataplasmes, aux fomentations simples ou rendues calmantes par l'addition de certains médicaments. C'est là ce qui constitue le traitement antiphlogistique qui, aidé par la diète et le repos, produit d'ordinaire les résultats qu'on lui demande.

Mais il peut se faire que l'inflammation ait lieu dans des conditions tout à fait opposées à celles que nous venons d'énumérer. La vitalité du sang est plutôt au dessous qu'au dessus du degré normal, la quantité n'en est pas accrue, et les capillaires au lieu d'être en état de spasmes pêchent au contraire par un défaut de contractilité. Ces vaisseaux se laissent distendre par le sang sans réagir sur lui, sans aider suffisamment à sa progression par la contraction de ses parois. On conçoit donc que, dans cette situation, la thérapeutique telle que nous venons de l'indiquer ne ferait qu'aggraver la situation, puisqu'elle favoriserait, au lieu de les combattre, toutes les conditions qui accompagnent la phlogose. Le traitement doit donc être tout à fait différent de celui qui précède. Point de soustractions sanguines puisqu'il n'y a rien à diminuer, peu de saignées locales, toujours parce que la quantité de sang est à peine suffisante, pas des médicaments qui apaisent le spasme qui n'existe pas.

Au contraire, en fait des médicaments il en faut qui stimulent la contractilité des fibres musculaires des parois des vaisseaux capillaires, il en faut d'autres qui agissent sur la sensibilité, qui l'apaisent et s'opposent ainsi à la réaction de la part du cerveau sur le cœur et qui préviennent ainsi la fièvre. Or ces médicaments existent, ce sont la noix vomique d'une part et l'aconit de l'autre. Le premier, la noix vomique, qui, à haute dose, agit tellement sur la contractilité qu'elle produit dans les cas d'empoisonnement des véritables accès tétaniques, stimule tout doucement cette contractilité quand elle est employée à doses fractionnées et longtemps continuées. Le second, l'aconit a une action élective incontestable sur la sensibilité, et sa réputation déjà faite de médicament antiphlogistique n'est due qu'à cette action dynamique. Pour ce médicament, comme pour l'autre, les doses doivent être imperceptibles quand il s'agit de prévenir les inflammations. Pour nous, nous nous en servons presque homéopathiquement. La noix vomique à la dose d'un cinquantième de grain d'extrait par jour; l'aconit à la dose d'un vingtième.

Nous sommes arrivés à l'emploi de ces agents thérapeutiques, à posteriori, par le raisonnement, et nous sommes en droit d'affirmer que les résultats pratiques ont répondu à notre attente, toutes les fois que nous avons eu à faire à des malades qui se sont soumis assez longtemps à ce traitement, et lorsque la maladie elle-même nous a laissé le temps d'agir. Je sais parfaitement qu'on peut opposer à ces heureux résultats que nous annonçons une fin de non recevoir par défaut de preuves, et que

la critique peut dire ici ce qu'elle dit toujours
en pareille circonstance. Comment pouvez-vous
prouver que l'inflammation que vous croyez
avoir prévenu se serait développée, si vous n'a-
viez pas employé le traitement que vous pré-
conisez? Le prouver absolument n'est pas possible, mais le supposer avec beaucoup de raison
est naturel, quand on voit les inflammations
pulmonaires des phthisiques devenir moins fréquentes, et quand on les voit être de beaucoup moins sérieuses si elles ont lieu. Or nous
affirmons qu'il en est ainsi.

Cependant lorsque malgré ces moyens préventifs la phlogose s'est développée, un traitement plus actif devient nécessaire. Ce traitement a pour base l'emploi des préparations
d'antimoine, telles que l'oxyde blanc d'antimoine, l'hydro-sulfate ou ce qu'on appelle le
kermès minéral, le tartrate de potasse et d'antimoine ou l'émétique. L'usage de ces substances,
à titre d'antiphlogistiques des inflammations pulmonaires, nous vient d'Italie, à laquelle nous
devons la méthode contre-stimulante, méthode
d'une très-grande portée thérapeutique. Les suc-

cès des antimoniaux qui sont, sans contredit, ce qu'il y a de plus important dans cette méthode, longtemps contestés en France, ont été cependant si bien et si généralement avérés que, dans la plupart des cas, l'émétique a remplacé la saignée et qu'en ce qui concerne la phthisie on a voulu un moment en faire un spécifique. En 1836, un des médecins distingués de l'hôpital Necker, à Paris, a soutenu cette opinion à la suite des expériences faites dans cet hôpital et en vertu d'heureux résultats qui y ont été obtenus dans le traitement des poitrinaires avec les préparations émétisées. On choisissait parmi les phthisiques ceux chez lesquels la maladie n'était pas encore très avancée, entre la *première et la deuxième période*, et dans ce nombre il ne s'est pas trouvé un seul, dit le compte rendu, qui n'ait d'abord été soulagé par ce traitement. Or, *l'époque de la maladie* et le *soulagement* obtenu par le traitement prouvent qu'on ne retirait de l'émétique que ce qu'on pouvait en retirer, une action contre-stimulante ou antiphlogistique; et qu'on ne combattait ainsi que la phlogose pulmonaire, qui compliquait la tuberculisation. De tels résultats

11

ont du reste été obtenus longtemps avant M. Bricheteau. Morton prétendait déjà que l'éméti-que était d'une grande utilité dans le traitement de la phthisie tuberculeuse, et qu'il parvenait souvent à l'arrêter quand elle n'était pas trop avancée. Parr va jusqu'à prétendre que la phthi-sie ne peut jamais être guérie lorsqu'elle a ré-sisté à l'action de ce médicament. Marryat, Du-mas, Bayle, Young, Witt, Clark, expriment à peu près la même opinion; opinion exagérée, sans contredit, mais qui parle cependant en faveur de cette médication comme moyen fort utile pour combattre la complication inflammatoire.

On cherche souvent aussi à combattre cette complication par l'emploi des révulsifs placés sur le point le plus rapproché du foyer de la tuber-culisation. Ici encore, comme dans l'apprécia-tion de l'action des émétiques, on a cru trouver un moyen spécifique de la phthisie, et une pu-blication très-récente en proclame les succès avec des faits à l'appui. L'analyse de ces faits démon-tre que les cautères largement employés com-battent efficacement la disposition à la phlogose intérieure, mais de là à la spécificité des exutoires

dans le traitement de la phthisie il y a loin. Cette
spécificité constamment cherchée, si souvent an-
noncée, reste toujours à l'état de problème. Tous
les médicaments employés dans la phthisie ont
joui de cette réputation, preuve incontestable que
tous ont leurs moments d'opportunité, et que ce
qu'il importe le plus, c'est d'apprécier ces moments, c'est de systématiser le traitement de la
phthisie par l'étude attentive de sa marche et
de diverses indications qui en découlent.

Lorsque le ramollissement fait des progrès il
importe que le détritus des tubercules ne séjourne
pas dans le sein du tissu pulmonaire. Par son
action locale il ne peut qu'aggraver la désorga-
nisation, tandis que par son absorption il hâte
l'infection générale de l'économie, et donne lieu
à la fièvre hectique, la diarrhée colliquative, les
sueurs nocturnes et le dépérissement qui en est
la conséquence. A cette période de la maladie
l'expectoration devra donc être attentivement sur-
veillée, elle devra être aidée par tous les moyens
dont la thérapeutique dispose. Nous avons déjà
mentionnés quelques-uns de ces moyens dans
la partie physiologique de ce travail; nous n'y

reviendrions plus dans ce chapitre, s'il ne nous restait pas à parler d'un médicament qui jouit, non sans raison, de la réputation d'expectorant et dont l'emploi occupe d'ailleurs une place importante dans le traitement de la phthisie. Ce médicament c'est le soufre.

L'action physiologique du soufre sur nos organes est assez difficile à déterminer. On sait, à n'en pas douter, qu'il exerce des effets toxiques et détruit ainsi les parasites animaux et végétaux qui, dans quelque cas, sont causes ou effets de certaines de nos maladies. C'est sur cette donnée que repose dans le traitement des maladies cutanées l'emploi de toutes ces préparations si nombreuses dont le soufre fait la base. Introduit dans la circulation par l'usage intérieur, il augmente sensiblement nos sécrétions et en particulier celles de la peau et de la muqueuse pulmonaire. De plus, quelques auteurs modernes prétendent, qu'au contact avec la surface cutanée, digestive ou respiratoire, le soufre produit des effets dus à son état électrique particulier.

Quoiqu'il en soit de ces explications, il est

certain que l'action du soufre dans le traitement
de la phthisie est des plus importante, et que cette
action ne peut être mieux comprise que par sa
comparaison avec celle que les applications extérieures de ce médicament produisent dans le
traitement des dartres humides et ulcérées. C'est
donc une action détersive et cicatrisante, et comme telle se trouvant particulièrement indiquée lorsque, par le progrès de la tuberculisation, la muqueuse pulmonaire se trouve corrodée et ulcérée.
Mais aussi, il semblerait en résulter, que pour
que cet effet détersif et cicatrisant fut bien as-
suré, il faudrait que les émanations sulfureuses
pénétrassent directement dans les voies respiratoires, qu'elles devinssent un remède topique des
lésions pulmonaires.

Or, c'est bien ainsi qu'on agit aujourd'hui;
et c'est de même qu'agissaient les anciens. Ga-
lien envoyait ses poitrinaires en Sicile pour respirer l'air des volcans, et de nos jours on crée l'air
imprégné de soufre par la pulvérisation des eaux
sulfureuses et par l'emploi des inhalations gazeuses qui s'échappent de certaines eaux minérales. C'est ainsi que se pratique le traitement de la

phthisie dans les établissements hydrologiques des Pyrénées, à Allevard, à Pierrefonds et au Vernet, où on a de plus l'avantage de pouvoir continuer le traitement sulfureux en toute saison, grâce à la douceur du climat et à une organisation spéciale de cet important établissement.

Pour démontrer les heureux effets de la médication sulfureuse, nous pourrions invoquer le témoignage des faits cités par Bordeu, dans ses œuvres sur les eaux des Pyrénées, ceux de Lallemand, communiqués à l'Institut de France, ceux du docteur Darrald, qui s'était fait aux Eaux-Bonnes une réputation si méritée, ceux du docteur Niepce, qui exerce avec grande distinction la médecine à la station d'Allevard, etc. Nous en avons vu personnellement de frappants exemples, et nous donnons actuellement des soins à deux malades, en voie de guérison, malades chez lesquels la tuberculisation arrivée à sa deuxième période a suivi une marche tellement favorable, qu'il ne reste plus aujourd'hui aucun doute sur leur rétablissement.

Toutefois, l'action du soufre ne s'applique guère qu'à cette période de la phthisie. De

l'aveu même des médecins hydrologues qui prati-
quent aux thermes pyrénéens, les cas de phthisie
trop avancée, c'est-à-dire ceux dans lesquels l'existence de vastes cavernes coïncide avec une trop
profonde altération de l'économie, ne se prêtent
pas à l'usage des eaux sulfureuses. Faut-il at-
tribuer cette contre-indication à l'action excitante
du soufre, action qui se traduit par l'augmentation des sécrétions? Il pourrait bien en être
ainsi, puisque cette augmentation des sécrétions
ne ferait que s'ajouter à celle qui existe déjà
naturellement, et qui fait décliner rapidement
les forces des poitrinaires à la troisième période
de la phthisie.

Nous avons vu en quoi cette troisième période consiste. Nous avons parlé et de l'état
local des poumons et de l'état général des forces
arrivés au dernier degré de dépérissement. Eh
bien, alors que le danger est déjà si imminent,
que les moments du malade sont comptés, que
le soufre et tant d'autres médicaments ne sont
plus applicables, alors encore, tout n'est pas
perdu, parce que le rétablissement n'est pas
absolument impossible et parce que les cas de
guérison ont été constatés.

C'est dans ces moments extrêmes que les balsamiques jouent surtout un rôle important. La dissolution générale de nos humeurs est en présence, et par le fait de la diathèse tuberculeuse et par suite de l'absorption des matières purulentes du poumon, aussi l'action antiseptique de certains médicaments doit être largement mise à profit.

Cette action antiseptique des baumes a de tout temps été en honneur; depuis les Grecs qui envoyaient les malades respirer l'air des forêts de sapins, jusqu'à nos jours où les inhalations des vapeurs du goudron deviennent une des médications la plus employée. C'est qu'en effet, chez les phthisiques arrivés à la troisième période, il n'y a pas de médicament sur lequel plus que sur le goudron on soit en droit de compter. Nous empruntons encore ici à M. Sales-Giron ce qui est relatif à ce sujet, les détails qu'il donne nous paraissent on ne peut plus suffisants pour porter la conviction dans l'esprit de nos lecteurs.

« On se rappelle, dit cet auteur, le hasard par lequel le chirurgien-major Billard fut con-

duit, dès 1770, aux fumigations résineuses.
Répétons-le en deux mots : le chevalier Fautras
d'Andreuil, officier d'artillerie, faisant mettre
un jour du vin en bouteilles, et assistant en
personne à l'opération, se trouva soulagé d'une
extinction de voix par l'effet des vapeurs de la
cire qu'on fesait bouillir pour sceller les bou-
chons, Peu après, un soldat qui succombait à
la phthisie s'étant présenté, l'officier supplia le
chirurgien de lui appliquer les vapeurs résineuses qui l'avaient guéri lui-même. On sait le reste :
le poitrinaire fut sauvé.

« En 1787, le docteur Rush, de Philadelphie,
écrivait, comme une observation à lui person-
nelle, le hasard qui avait fait qu'un ouvrier
poitrinaire, ne pouvant plus supporter le travail
de son état, se donne pour industrie de mettre
de vin en bouteilles. La guérison de cet homme
mit en grand crédit les fumigations de goudron. Rush en adopta lui-même la pratique,
il faisait ses fumigations en jetant dans de l'eau
bouillante du goudron et du son (*Tar and bran
in boiling water*) et c'était ce qu'il appelait:
the radical remedies de la tuberculisation.

« En 1795 Beddoes écrivait l'observation suivante: Une jeune dame, qui était près de mourir d'une phthisie confirmée, demeurait par hasard dans la maison d'un marchand de goudron végétal. La médecine ordinaire ayant tout épuisé en vain, quelqu'un lui conseilla de se promener souvent dans les magasins. Cette malade s'en trouva mieux dès la première semaine, elle y revint tous les jours jusqu'à ce que tous les symptômes fussent réduits et qu'elle fut complètement guérie.

« On ramassait isolément tous ces hasards, dit l'auteur que nous citons, et on les consignait, sans titre distinctif, dans les annales de la science. Nul n'y voyait un avertissement, ni une méthode de traitement contre la phthisie. La Providence était donc obligée de se répéter jusqu'à ce qu'elle rencontrât l'homme de génie qui pût la comprendre; mais le voici, c'est lui-même qui parle dans une brochure publiée en 1817, intitulée: *An account of some experiments made with vapour of boiling Tar in the cure of pulmonary consomption;* par Alexandre Crichton, médecin ordinaire de l'empereur de Russie: — « Un

hasard m'ayant suggéré, l'an passé, une découverte qui promet des résultats importants pour
la guérison de la phthisie, je crois qu'il est de
mon devoir de la publier. A peu de distance
de la maison de campagne que j'habitais l'été
dernier, dans le voisinage du palais impérial
de Kamenoy Ostroff, se trouve une corderie. Un
jour que, sans autre motif que celui de me promener, j'arrivai jusque là, je fus tout étonné,
me trouvant au milieu des vapeurs du goudron
bouillant dans de vastes chaudières, de me sentir
une facilité de respiration parfaite, tandis que
mes yeux souffraient beaucoup. A côté de cet
atelier s'ouvrait un magasin déjà fort chargé
de ces vapeurs, mais là mes yeux ne souffraient
plus. L'idée me vint d'y faire transporter un
noble propriétaire que je soignais non loin de
là et que je désesperais de sauver. Ce malade
que j'avais vu à la fin de 1816 pour la première fois, avait déjà craché le sang à plusieurs
reprises, ses expectorations étaient chargées de
pus; les sueurs, la diarrhée colliquative et la
dyspnée l'avaient mis à la dernière extrémité.
C'est en cet état qu'au mois de juin il se rendit

au magasin de la corderie. Au bout de trois semaines d'assiduité, sa toux et ses crachats diminuèrent, au bout d'un mois il avait repris ses forces primitives. En septembre, lorsque nous quittâmes la campagne, je le laissai en si bon état que je croyais sa cure complète. J'appris en mars suivant, par une lettre de lui, qu'il jouissait d'une bonne santé. »

De retour à Petersbourg, Sir Crichton obtient huit lits pour les phthisiques qu'il soumet aux fumigations du goudron. Sur ces huit cas de phthisie confirmée, cinq aboutissent à la guérison. C'est alors qu'il publie sa brochure, et qu'en Allemagne, et en Angleterre on se met à répéter ses expériences.

« Hufeland et Neumann font disposer alors, un quartier de l'hôpital de la Charité, à Berlin, et y déposent cinquante-quatre phthisiques avérés. Le résultat est tel que Hufeland écrit dans son journal, que la proportion des guérisons est plus que satisfaisante pour le praticien, si mal habitué aux réussites de ce genre. Faisons nos remerciments, dit-il, à l'inventeur : les fumigations de goudron sont la médication la plus efficace que nous connaissions; elle mérite de devenir populaire.

Si après ces témoignages, ainsi que ceux de Pagenstecher d'Elberfeld, de Hildebrand à Vienne, de Lazzaretto à Portsmouth, tous cités par M. Sales-Girons, nous avions encore à ajouter le fruit de notre propre expérience, nous dirions que dès 1844, époque depuis laquelle nous n'avons pas cessé d'avoir recours aux fumigations du goudron dans les phthisies avérées, aussi bien que dans certains cas d'asthme et des catharres des bronches, nous avons obtenus plusieurs succès qui nous autorisent à donner aux paroles de Hufeland l'appui de toute notre conviction. Oui, ces fumigations sont ce qu'il y a de plus efficace, si on est assez heureux de pouvoir le faire comme il faut qu'elles soient faites pour réussir.

Or, pour cela il faut que la corderie de Crichton, ou le magasin du goudron cité dans le fait de Beddoes, soit pour ainsi dire transportés dans la demeure du malade. Il faut que cette demeure soit chargée d'émanations du goudron en permanence, qu'on y crée, moyennant un vase à évaporation où le goudron est porté à une certaine température, une atmosphère artificielle, que cette atmosphère soit juste assez chargée de vapeurs sans que leur excès cause aucune incommodité. La chose est aisée si on y porte l'attention que ce procédé exige, mais ce qui n'est pas aisé, hélas! c'est d'obtenir de la part des malades la persévérance que ce traitement exige. Que d'obstacles ne rencontre-t-on pas dans la pratique ordinaire! Que de difficultés contre lesquelles on se heurte sans cesse! Que d'irrésolutions et d'instabilité dans les déterminations, et chez les malades et chez ceux qui les entourent. Mille traitements entrepris et mille traitements abandonnés, qui conduisent de déceptions en déceptions jusqu'au terme fatal.

Qu'on se le persuade bien, ce terme fatal est très souvent dû aux malades eux-mêmes. Plus de foi dans la curabilité de la maladie, plus d'intelligence dans l'appréciation de la nature et de la marche de la phthisie, plus d'entente dans le jugement relatif à l'opportunité de diverses médications, et le nombre de victimes ira en diminuant. Si sur mille incrédules, nos paroles parviennent à faire une conversion, ce sera pour nous une grande récompense, la seule que nous demandions comme prix de ce travail.

Et ici nous terminons ce que nous avions à dire sur le traitement de la phthisie. Nous sommes loin d'être convaincu d'en avoir épuisé les détails, mais la nature de cet écrit n'en comporterait pas davantage. Ce qui nous importait c'était de représenter à grands traits et l'image de la phthisie et la physionomie de ses diverses médications, et surtout de faire ressortir les rapports qui existent entre les différentes manifestations de la maladie et les modifications que doit subir son traitement. Les nuances délicates qui manquent à ce tableau ne sauraient trouver place dans cette publication. Du reste de ce que celle-ci contient nous pouvons déjà conclure:

1° Que la phthisie pulmonaire est curable, quelle que soit la période à laquelle elle est arrivée;

2° Que les chances de sa curabilité diminuent, en raison du degré et de l'étendue des désordres locaux du côté des poumons, et en raison aussi du retentissement que ces désordres ont

déjà pu produire dans l'état général des malades ;

3° Que l'on doit s'appliquer par conséquent,
avant tout, à combattre la prédisposition à la
phthisie, laquelle, outre les circonstances de
l'hérédité, les plus importantes entre toutes, se
revèle à l'observation par de signes spéciaux ;

4° Que la lutte contre la prédisposition, ou
le traitement préventif, consiste surtout en soins
hygiéniques ayant pour but de fortifier l'ensemble de l'organisation, d'entretenir l'activité de la
peau, de préserver l'économie des atteintes du
froid et de l'humidité, de développer l'énergie
du système musculaire; et enfin, qu'outre ces
soins hygiéniques il faut chercher à corriger par
des médications appropriées la prédominance des
diathèses concommittantes. Que selon la nature
de ces diathèses, scrofuleuse, psorique, rachi-
tique ou chlorotique, on aura de préférence
recours au traitement par l'iode, le soufre ou
l'arsenic, les eaux salines ou les préparations
de fer ;

5° Que lors de la tuberculisation commençante on cherchera à diminuer l'intensité de l'in-

filtration du poumon, par toutes les précautions
qui assurent le repos de la circulation et celui
de la respiration;

6° Que la première période de la tuberculisation ne conduit pas nécessairement aux suivantes, les tubercules pouvant passer à l'état
de l'induration au lieu de se ramollir;

7° Qu'on doit favoriser cette heureuse terminaison par l'usage des médicaments à base de
chaux et de soude, tels que l'eau de mer, le
petit lait et les eaux minérales salines;

8° Que, lors du ramollissement des tubercules,
on doit aider l'évacuation de la matière ramollie par l'emploi des eaux sulfureuses, et
s'opposer en même temps à la tendance vers
l'infection générale, par l'usage des balsamiques
et de l'eau de goudron en particulier;

9° Que, quand les cavernes se sont produites,
on doit chercher à en hâter la détersion et à
en aider la cicatrisation par les fumigations du
goudron; tout en soutenant les forces du malade par les toniques et un régime approprié;

10° Que dans tout le cours de la phthïsie
le choix des médications dépend tout autant de

178

ce qu'il y a de particulier aux divers tempéra-
ments des malades que de l'étendue et de la
période de la maladie;

11° Et qu'enfin, à toutes les périodes, l'hygiène
joue un rôle des plus importants et que parmi
les conditions hygiéniques, celle du climat est
une des principales.

C'est à ce titre que nous allons l'examiner,
à part, dans le chapitre suivant, le dernier de
ce travail.

CHAPITRE V.

*Du choix du climat pour les malades menacés ou atteints
de phthisie pulmonaire.*

Lorsqu'on s'occupe du choix du climat, on ne
peut pas en séparer ce qui est relatif à l'influence
que le déplacement par la navigation, exerce,
dit-on, sur la marche de la tuberculose. Ce
genre de locomotion était, surtout autrefois,
un des moyens fort en crédit dans le traitement de cette maladie. Un auteur anglais,
Gilchrist, a laissé sur ce sujet un ouvrage qui
vers le milieu du siècle dernier a eu un certain retentissement (*The use of sea voyages in
medecine*, London, 1756), et d'après lequel,
les voyages maritimes étaient ce qu'il y avait de
plus indispensable au retablissement des phthisiques. Il ne faut cependant pas oublier qu'en
soutenant cette opinion, le médecin que nous
venons de citer avait particulièrement en vue
ses compatriotes, c'est-à-dire les malades ha-

bitant un pays très-favorable au développement de la phthisie, et qu'en les faisant naviguer, il les dirigeait vers les contrées méridionales; de façon que les résultats qu'il obtenait de la navigation pouvaient, tout aussi bien, être attribués au simple changement des conditions climatériques.

Quoiqu'il en soit, l'influence favorable de la navigation jouit longtemps d'une vogue générale, et, en sa qualité d'agent curatif, fut-elle longuement commentée et très-diversement expliquée. Le fait des guérisons de la phthisie une fois accepté, on s'efforçait d'en saisir la raison; il s'agissait de savoir comment les voyages maritimes pouvaient modifier la santé des phthisiques? Pour cela on analysait toutes les conditions de la locomotion marine, et chacune d'elles jouait, tour à tour, le rôle principal ou le rôle secondaire dans les effets supposés. L'air marin avait les premiers honneurs dans cette interprétation. Les émanations goudronneuses du vaisseau ont eu leur part aussi. Le mal de mer lui-même n'a pas été considéré comme un effet sans mérite; et le balancement du navire a paru en avoir un si considérable, qu'on est allé jusqu'à proposer l'usage de l'escarpolette comme moyen curatif de la tuberculisation.

A cet excès de confiance a succédé, comme c'est toujours le cas, un excès contraire. Un de nos contemporains, médecin de marine, fort estimé, M. Jules Rochard, a publié dernièrement un mémoire statistique, d'où il résulterait que la navigation et les pays tropicaux auraient une funeste influence sur la phthisie pulmonaire. Malheureusement, cette statistique toute exacte qu'elle puisse être quant aux chiffres, n'éclaire pas du tout la question. Les sujets sur lesquels elle s'appuie sont des soldats de marine ou des hommes d'équipage, soumis aux rudes services de leur profession pendant le voyage et lors de leur séjour sous le soleil des tropiques; quoi d'étonnant alors si leur santé en a reçu une fâcheuse influence? Et, ce que nous disons ici de cette manière d'observer et de compter, s'applique à une foule des données qui nous sont fournies par l'observation des médecins militaires relativement à l'influence des climats sur la phthi-

sie. Aussi longtemps, en effet, que l'étude de
cette importante question se fera de cette manière; tant qu'on n'observera que des phthisiques soumis aux fatigues de la vie militaire, on
n'arrivera qu'à des résultats qui ne pourront
pas être acceptés sans conteste pour l'éclair-
cissement du sujet qui nous occupe.

La solution de cette question ne nous paraît
pas devoir être plus avancée par des recherches
qui ont pour but de constater quelle est la
fréquence relative de la phthisie dans les différentes contrées. Est-il rigoureusement permis
de conclure que là ou la phthisie est rare
chez les indigènes, les conditions climatériques
soient absolument favorables au rétablissement
des phthisiques venus du dehors? Cette manière
de raisonner est plus spécieuse que fondée, car
il faudrait encore tenir compte de mille autres
conditions d'existence qui peuvent, elles aussi,
influer sur la rareté de la tuberculose. Cela
est vrai surtout quand il s'agit des pays dans
lesquels la vie matérielle des habitants, leurs
habitudes sociales, la constitution physique qui
prédomine chez eux, diffèrent notablement de

ce qui existe à cet égard parmi nous. Prenons
pour exemple l'Egypte, où la phthisie, dit-on,
est relativement fort rare, si ce n'est parmi les
nègres venus du sud. Mais en quoi le tempérament, la manière de vivre et les habitudes
de nos malades ressemblent-ils à ceux des Egyp-
tiens; et pourrons-nous espérer qu'au Caire et
aux pieds des Pyramides, nos poitrinaires s'as-
simileront, quant à leur existence, à celle des
Fellahs des bords du Nil? Et en serait-il ainsi,
qu'il nous resterait encore à savoir si ce nouveau genre d'existence influerait aussi favorablement sur la phthisie déjà en présence, comme
il paraît influer sur la rareté de cette maladie
chez les indigènes. Les deux questions sont loin
d'être les mêmes, et la solution d'une d'elles n'implique pas absolument le même résultat pour
l'autre. Autrement, nous nous trouverions ame-
nés à d'étranges conclusions. Ainsi, de même
qu'en Egypte, la phthisie est fort rare chez les
indigènes en Island, par 64° L. N., chez ceux
des îles de Ferroë, sur les frontières du Canada
à Fort-Kent, par 47° L. N. où le mercure gèle
l'hiver (MUHRY, *Klimatologische Untersuchun-*

gen, Leipzig, 1858), et on ne s'est pas encore avisé, que nous sachions, de considérer ces latitudes comme stations de choix pour le traitement des phthisiques.

Il résulte de tout cela que l'influence médicatrice du climat sur la phthisie pulmonaire ne peut être supçonnée à priori que par la présence des conditions climatériques contraires à celles dans lesquelles cette maladie se développe le plus communément. Et que, pratiquement, cette question ne peut être résolue que par une observation attentive des faits, dans lesquels on tiendra un compte sévère des principaux caractères de la constitution des malades, de la prédominance de certains symptômes, et du degré de développement auquel la maladie elle-même est arrivée.

Or, dans l'état actuel de nos connaissances nous n'avons pour nous guider que les premiers éléments de cette solution. C'est-à-dire que nous choisissons pour les phthisiques les climats dont la température est douce, dans lesquels on est à l'abri de trop brusques changements thermométriques, où les transitions entre les diverses époques de l'année ne sont pas trop sensibles, où il n'y a pas d'excès d'humidité ni d'excès de sécheresse, etc., et cela parce que nous savons que le froid, que l'humidité, que le défaut d'insolation, que les alternatives du chaud et du froid, sont, en fait des conditions météorologiques, celles dans lesquelles la phthisie se développe le plus fréquemment, 'ou au moins, celles qui influent sur sa marche le plus défavorablement.

C'est sur toutes ces données que reposent uniquement les écrits consacrés à l'étude de l'important problème qui nous occupe. Et, certes, ce problème serait déjà, par tout ce qu'on en a dit, parfaitement résolu, si toutes les phthisies se ressemblaient et si toutes les stations méridionales présentaient les mêmes moyennes de température et offraient d'ailleurs des conditions climatériques identiques. Or, comme il est loin d'en être ainsi, et comme une question théra-peutique de cette importance ne peut être jugée que par l'observation clinique, il en résulte que tant que celle-ci ne sera pas intervenue, l'étude du climat, au point de vue de son influence sur

la phthisie, laissera à désirer, et que le choix
entre les diverses stations d'hiver dépendra plus
du caprice de l'opinion publique que du mérite
réel de chacune d'entre elles.

Quoiqu'il en soit, et en attendant que l'observation fixe la pratique médicale, nous allons
exposer ce qui dirige actuellement cette pratique
et comment on apprécie les diverses contrées que
l'on assigne comme séjours favorables aux phthisiques.

Soustraire les malades menacés ou atteints de
phthisie à l'action des causes météorologiques
qui l'engendrent, c'est le but qu'on se propose.
Or, pour atteindre ce but on assigne, avant tout
comme séjour d'hiver, les contrées à l'abri du
froid.

Une des premières conséquences de cette indication, et cette conséquence ne peut être con-
testée, c'est que les climats que l'on recher-
chera pour les phthisiques ne peuvent être autres
que des climats méridionaux. Et c'est à ce titre
que l'Italie a joui de tout temps du privilége
de recevoir tous les poitrinaires de l'Europe.

En examinant la question de plus près et en

se rapportant toujours au souvenir des causes qui engendrent la phthisie ou en accélèrent la marche, nous voyons que les alternatives brusques de la température sont parmi les conditions climatériques, ce qui est le plus nuisible aux tuberculeux. Ces variations ont pour effet de s'attaquer à des organes fort impressionnables, elles diminuent, ou suppriment les fonctions de la peau dont l'influence sur celles de la poitrine est des plus importantes, et elles donnent lieu au développement des irritations bronchiques et pulmonaires auxquelles les poitrinaires sont déjà si enclins. Il en résulte donc que parmi les climats méridionaux, ceux dont le température est la moins variable, où le thermomètre éprouve le moins d'oscillations, aussi bien dans le cours de différents mois de l'hiver qu'aux différentes heures de la même journée, seront le plus avantageux.

Outre la douceur et la constance de la température, l'étude des climats implique encore des données relatives à l'état hygrométrique de l'air, à la fréquence des vents et leur nature, à la position topographique, l'orientation, l'attitude, la nature du sol, celle des productions végétales et animales du pays, parce que toutes ces conditions influent puissemment sur la santé et parce que c'est de leur concours que vient cette influence médicatrice que l'on recherche.

C'est en vue des bénéfices que l'on espère retirer de ces divers éléments climatériques, que l'on envoie des phthisiques à Alger, à Pau, à Hyères, à Cannes, à Nice, à Menton, à Pise, à Venise, à Rome, à Naples, à Palerme, à l'île de Madère, au Caire, etc. Certes toutes ces stations se recommandent par des avantages incontestables, mais le choix entr'elles toutes est-il indifférent? et s'il ne l'est pas, quelles sont celles qui conviennent le mieux dans des cas déterminés?

Pour résoudre cette question on a, avant tout, égard au caractère dominant de la constitution des phthisiques. Il en est en effet, dont l'organisation est molle, flasque, humide, qu'on nous passe l'expression; chés lesquels les actes physiologiques, comme les phénomènes morbides, marchent d'une manière lente et incomplète, chez lesquels tout tend plutôt à la chronicité, à la dissolu-

tion de la fibre vitale, qu'à une évolution rapide, à la marche phlogistique et aiguë de la
maladie; de même qu'il en existe d'autres qui
se trouvent dans des conditions opposées, dont
la nature sèche et irritable les dispose à l'accomplissement prompt et énergique des actes
de la vitalité, et à la marche rapide des phénomènes morbides.

Les premiers, de beaucoup plus nombreux
parmi les poitrinaires, offrent le plus souvent
ce genre de phthisie, que les allemands désignent
sous le nom de la tuberculisation torpide ou
passive; les seconds présentent la phthisie connue sous le nom d'active.

Entre ces deux divisions principales se ran-
gent des cas nombreux intermédiaires dont
l'appréciation exige la plus grande attention et
dont les complications peuvent mettre en défaut
l'expérience la plus consommée.

Outre cette distinction qui a pour objet les
malades, il en est une autre qui s'appuie sur
la maladie. Nous avons vu que celle-ci présente,
comme début, la prédisposition, et comme
marche consécutive, les trois périodes que nous

avons décrites. Or, la prédisposition, les premiers commencement de la tuberculisation et les derniers phénomènes de l'affection, ont d'ordinaire une marche lente et s'accompagnent des phénomènes qui permettent jusqu'à un certain point de les classer dans ce que nous venons de nommer la phthisie torpide. Tandis que vers la fin de la première période et pendant le durée de la seconde, les malades sont plus disposés aux inflammations, aux hémorrhagies, aux irritations bronchiques graves et à tout cet état qui dénote l'activité du travail morbide.

Or, ces différences provenant de l'état du malade et du degré de la maladie elle-même, doivent être prises en sérieuses considérations quand il s'agit du choix du séjour d'hiver. Les climats des diverses stations méridionales, quelque complète que puisse être d'ailleurs l'analogie du degré de leur température, ne se ressemblement pas quant à l'influence générale qu'ils exercent. Quelques-uns d'entre eux ont une véritable action tonique qui, très favorable dans certaines circonstances, peut devenir cause d'une trop forte excitation pour les malades irritables; d'autres relâchent plutôt la fibre et abaissent l'énergie des actes vitaux. Les rechercher météorologiques, d'accord avec l'observation clinique se sont prononcés, à cet égard. Et si les nuances délicates, quant aux attributs climatériques des certaines contrées, sont encore l'objet de contestation et ne se trouvent pas suffisamment déterminées, il n'est pas moins avéré que c'est à bon droit que, Nice, Hyères, Menton, Cannes, Naples et le Caire, sont classés dans la cathégorie des climats toniques, tandis que Pau, Pise, Rome, Venise, sont considérés comme devant exercer une influence contraire. Il est plus difficile de se prononcer, si l'Ile de Madère, Palerme et Alger, méritent absolument la dénomination des climats intermdiaires, que quelques auteurs leur ont accordée.

Les noms de toutes ces stations climatologiques que nous venons d'énumérer sont généralement connus, et on sait qu'elles se partagent la faveur d'abriter les poitrinaires. Quel est le mérite respectif de chacune d'elles, au point de vue thérapeutique? quelle est la proportion des succès curatifs qu'on y obtient? quelles sont les conditions pathologiques les plus saillantes qui répondent aux bons et mauvais résultats? Voilà précisément ce qui serait le plus essentiel à savoir, et voilà ce qui malheureusement est encore fort mal connu. Dans les question de cette nature, c'est l'observation clinique seule qui peut se prononcer, et cette observation éparpillée entre les individualités isolées, manquant de terrain sur lequel elle puisse se concentrer et acquérir le degré exigible d'authenticité, est loin de pouvoir suffire pour qu'on se permette de les résoudre.

C'est pour dissiper le doute fâcheux qui règne à cet égard, que nous avons pris l'initiative de la création d'une société internationale de climatologie médicale. Nous voulions relier ainsi entre elles les observations et les études faites sur les divers points, et aboutir par un travail collectif aux résultats que les efforts individuels sont impuissants à donner. Cette Société, à en juger par la sympathie qu'elle a rencontrée et dans la presse médicale et auprès d'honorables praticiens de diverses stations climatériques, rendra, nous l'espérons, un jour, quelques services à l'important sujet dont elle aura à s'occuper. Elle contribuera, sans doute aussi, à déterminer le limites de l'influence climatérique, limites sur lesquelles il y a tout encore à apprendre aux malades.

Que d'erreurs et d'illusions en effet de la part de ceux qui viennent demander au climat du midi les secours que leur situation réclame. Le plus souvent ce secours est demandé beaucoup trop tard et lorsque le mal a produit des ravages à peu près irrémédiables. D'autres fois on demande à l'influence du climat ce qu'aucun agent thérapeutique ne serait en état de donner; on veut qu'il répare dans quelques semaines les désordres produits par plusieurs années de maladie. D'autres fois encore on se croit dispensé de tout soin, de toute précaution hygiénique, et on commet des fautes que le soleil du midi est censé non seulement permettre, mais encore réparer sans délai. Et c'est quand on a vécu ainsi qu'on s'étonne que ce bienfait qu'on est venu chercher de fort loin, se fasse attendre où fasse défaut; qu'on proteste contre ce qu'on appelle une erreur sans s'appercevoir que la déception qu'on éprouve n'est

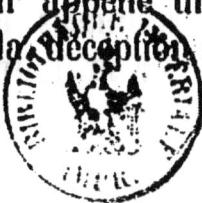

qu'une conséquence forcée de l'illusion dont on s'est bercé, ou des fautes auxquelles on s'est volontairement exposé.

Quelque puissante que soit en réalité l'action du climat, il ne faut pas lui demander ce que rien au monde ne peut donner. Cette action ne peut pas réparer ce qui est irréparable et ne peut, à l'instar de certains agents thérapeutiques, produire des effets marquants dans un temps trop limité. Chaque climat d'ailleurs a ses exigences auxquelles il faut s'astreindre sous peine de perdre les bénéfices qu'on en attend. Le régime alimentaire, la manière de se vêtir, les heures consacrées au repos et celles que l'on doit choisir pour la vie au-dehors, tout doit être l'objet d'une sérieuse attention. Il n'y a pas jusqu'aux médications et à la manière de les diriger, qui ne doivent subir des modifications que les exigences climatériques leur imposent; et ce serait certes un travail de grande utilité que celui qui aurait pour but d'éclairer le public sur toutes ces questions. Ce travail entrepris par nous il y a quelques années, attend la sanction du temps pour voir le jour. En l'annonçant dès à présent à nos lecteurs, nous leur demandons bon accueil pour son aîné dont voici les dernières lignes; puissent-elles ranimer les courages défaillants de quelques malades et les conduire dans la voie qui mène à la santé, alors le but que nous avons eu en vue durant toutes ces pages, rédigées au milieu d'une vie très occupée, et se ressentant nécessairement des tribulations qu'impose l'existence laborieuse et agitée d'un praticien, ce but, disons-nous, aura été atteint.

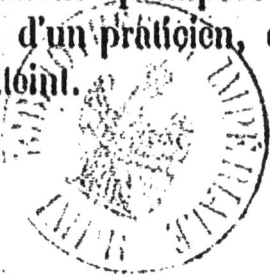

TABLE DES MATIÈRES

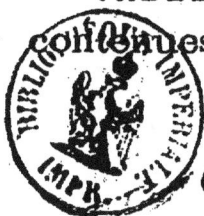

contenues dans ce volume.

CHAPITRE Ier

CHAPITRE II.

CHAPITRE IV.

Phthisie confirmée.— Diagnostic et marche.— Traitement curatif

CHAPITRE V.

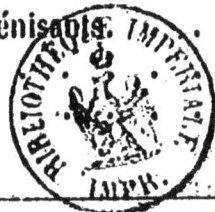

NICE, 1861. — IMPRIMERIE CAISSON ET COMP.

OUVRAGES DU MÊME AUTEUR

qu'on peut se procurer

à la Librairie de Germer-Baillière.

Influence de l'hérédité sur la surexcitation nerveuse. Couronné par l'Académie Impériale de Paris. — 1841.

Annales d'obstétrique, des maladies des femmes et des enfants, 3 vol. in-8 — 1842-43.

De l'Hydrothérapie et de son application au traitement de quelques maladies chroniques. In-8 — 1845.

De l'Hydrothérapie sous le rapport médical et hygiénique, Gazette de santé. — 1846.

Recherches pratiques sur les déplacements du foie. Journal de Médecine de Paris. — 1843.

Études pratiques sur l'hydrothérapie, basées sur les observations recueillies à l'établissement de Pont-à-Mousson. Un fort vol. in-8 — 1847.

Du traitement hydriatique des maladies fébriles In-8 — 1847.

Examen physiologique de l'hydrothérapie. In-8 — 1851.

Manuel de l'Hydrothérapie à l'usage des malades. In-16. — 1852.

De l'Hydrothérapie comme méthode révulsive et de ses applications contre les congestions chroniques. In-8 — 1854.

Des indications et des contre-indications de l'hydrothérapie. In-8 — 1866.

Des bains de mer, de leur action physiologique et curative. — 1858.

Les hivers à Nice au point de vue médical. — 1857.

Einige Worte ueber Nizza, ueber sein Klima und seinen Nutzen als Winteraufenthalt fuer Kranke. Balneologische Zeitung. — 1858.

www.ingramcontent.com/pod-product-compliance
Lightning Source LLC
Chambersburg PA
CBHW070544200326
41519CB00013B/3116